单纯超声引导经皮介入治疗先天性心脏病

Echocardiography Guided Percutaneous Interventions for Congenital Heart Disease

国家科学技术学术著作出版基金资助出版

单纯超声引导经皮介入治疗先天性心脏病

Echocardiography Guided Percutaneous Interventions for Congenital Heart Disease

主　审　胡盛寿
主　编　潘湘斌
编　者　潘湘斌　逄坤静　张　喆　欧阳文斌
张燕搏　王首正　刘　垚　张凤文
张大伟　邹孟轩　温　彬

北京大学医学出版社

DANCHUN CHAOSHENG YINDAO JINGPI JIERU ZHILIAO XIANTIANXING XINZANGBING

图书在版编目（CIP）数据

单纯超声引导经皮介入治疗先天性心脏病/潘湘斌主编. —北京：北京大学医学出版社，2016.8
ISBN 978-7-5659-1430-0

Ⅰ. ①单… Ⅱ. ①潘… Ⅲ. ①先天性心脏病—介入性治疗 Ⅳ. ①R541.105

中国版本图书馆 CIP 数据核字（2016）第 172046 号

单纯超声引导经皮介入治疗先天性心脏病

主　　编：潘湘斌
出版发行：北京大学医学出版社
地　　址：（100191）北京市海淀区学院路 38 号　北京大学医学部院内
电　　话：发行部 010-82802230；图书邮购 010-82802495
网　　址：http://www.pumpress.com.cn
E - mail：booksale@bjmu.edu.cn
印　　刷：北京强华印刷厂
经　　销：新华书店
责任编辑：高　瑾　　**责任校对**：金彤文　　**责任印制**：李　啸
开　　本：787mm×1092mm　1/16　　**印张**：6.75　　**字数**：147 千字
版　　次：2016 年 8 月第 1 版　2016 年 8 月第 1 次印刷
书　　号：ISBN 978-7-5659-1430-0
定　　价：128.00 元

保护好医护人员，我们才能帮助更多的患者！

——潘湘斌

序

我国先天性心脏病患者数量巨大。先天性心脏病位居我国人口出生缺陷首位。该病的发病率约占全部活产婴儿的 6.87‰ ～ 14.39‰，我国每年新出生罹患先天性心脏病的婴儿多达 15 ～ 20 万；其中房间隔缺损、室间隔缺损、动脉导管未闭及肺动脉瓣狭窄约占 70% ～ 80%。这类简单先天性心脏病不但发病率高，而且严重威胁患者生命。如何更安全、有效、经济地治疗此类疾病成为摆在临床医生面前的难题。

为了让患者以更小的代价得到更好的治疗，数十年来，我们一直没有停下对新技术的探索和追求。中国医学科学院阜外医院在 2007 年建成了亚洲第一个杂交手术室，并在国内率先组建了包括心脏外科、心脏内科、放射科、麻醉科、超声科等骨干成员的复合技术团队，该团队经过艰苦探索取得了令人瞩目的成绩，开发出多项超声引导经皮介入技术。该复合技术团队所报道的单纯超声引导下经皮室间隔缺损封堵术、动脉导管未闭封堵术、肺动脉瓣狭窄球囊成形术等多项技术均为世界首次报道。超声引导经皮介入技术实现了“不开刀、不用放射线、不用气管插管”治疗心脏病，不但降低了患者的治疗风险，而且有利于医护人员在长时间的工作中保护自身健康。该技术更为婴幼儿、孕妇、骨髓移植患者、肾移植患者等对放射线和造影剂有应用禁忌，而且不适合外科手术的患者提供了治疗机会，具有广阔的临床应用前景。

由阜外医院复合技术团队编写的《单纯超声引导经皮介入治疗先天性心脏病》是首部介绍完全超声引导经皮介入技术的专著。本书理论联系实际，突出实践操作，注重临床技术指导，不仅全面地介绍了超声心动图引导方法、术中麻醉管理、各类先天性心脏病经皮介入治疗技巧和术后监护方法等方面的内容，更特别配有各手术方法的视频教学资料。这是团队宝贵临床经验的总结，是开展该项利患利医的新技术不可多得的学习参考资料。

本书的编写出版对促进内外科技术融合，推动复合技术的发展具有重要意义。期望复合技术团队合作创新的模式有益于大家打破学科间的界限。让我们一起发扬“博采众家之长”的理念和精神，融合共进，为提高心血管疾病治疗能力和患者生活质量贡献力量！

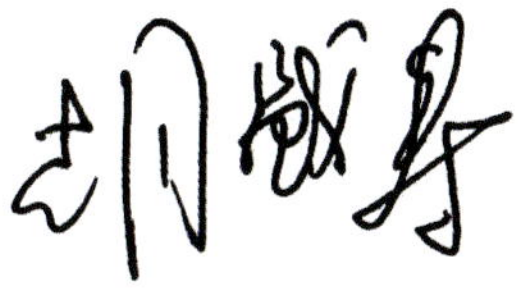

2016 年 7 月

前　言

先天性心脏病（简称先心病）是常见的先天畸形，严重威胁患儿生命，其中简单先心病如房间隔缺损、室间隔缺损、动脉导管未闭及肺动脉瓣狭窄占70%以上。尽管传统的外科手术和心血管介入治疗广泛应用于临床，但两种方式存在各自的优势和缺陷：前者创伤大、恢复时间长；后者创伤小，但需要使用放射线，大部分患者需使用造影剂。随着内、外科技术的不断融合，经胸小切口封堵术以无射线、无造影剂的优势成为心脏外科的一个重要领域。但是内、外科的争论随之而来，内科强调不开刀，外科强调无射线，学科间的争议日益凸显。在科技高速发展的今天，争论是没有用的，只有推动技术的进步才能解决争议。能不能实现既不开刀又不用放射线的技术呢？虽然这是一个很好的愿望，但是该方案技术难度太大，超声经常找不到导管，所以手术失败率高、并发症多。国内外专家经过多年的探索，偶有依靠经食管超声封堵房间隔缺损的报道，而应用经食管超声需要进行气管插管以防止窒息，反而大大增加了治疗风险及费用，故而一直未能建立超声引导经皮介入技术的成熟方法，尤其室间隔缺损、肺动脉瓣狭窄、动脉导管未闭的超声引导经皮介入治疗在国际上都处于空白状态。

国家心血管病中心主任胡盛寿院士高瞻远瞩，于2007年在阜外医院组建了包含多学科的复合技术团队，在充分磨合并获得丰富的临床经验后，我们以复合技术“博采众家之长”的理念推动超声引导经皮介入技术的发展。经过长时间的探索及临床应用，目前已经能够安全、有效地在超声引导下经皮介入治疗房间隔缺损、室间隔缺损、动脉导管未闭及肺动脉瓣狭窄等常见的先天性心脏病。

超声引导下经皮介入技术不但使患者免于开胸之苦，而且完全不需要使用放射线及造影剂，没有辐射损伤，没有过敏、肾功能损伤等风险，在探索过程中，我们克服技术困难，将经食管超声改为经胸超声，避免了全麻气管插管，实现了“不开刀、不用放射线、不用全身麻醉、不用气管插管”治疗先天性心脏病。该技术无需购买昂贵的大型放射线设备，以现有的普通超声机就能开展，在国家推行“大病不出县”的背景下，该技术不但节约医疗费用，而且安全可靠，非常适合基层医院开展。除了给患者带来福音之外，这项技术也为医护人员带来了巨大的好处。经常从事介入治疗的医护人员，每年辐射时间多达上千分钟，文献报道累积辐射损伤会大大增加肿瘤的发生率。更痛苦的是，医护人员必须身着沉重的铅衣为患者进行手术治疗，在医护人员超负荷工作的今天，超声引导经皮介入技术能将医护人员从沉重闷热的铅衣中解放出来，大大降低医护人员的劳动强度。“保护患者、保护医生”的巨大优势赋予了超声引导经皮介入技术良好的临床应用前景。

目前国家心血管病中心结构性心脏病介入团队年手术量达2000余例，其中超声引导经皮介入治疗成功率达97%，未出现心脏穿孔、心脏压塞、瓣膜损伤、封堵器脱落等严重并发症。上千例的临床实践证明超声引导下经皮介入技术安全有效。但是超声引导下经皮介入技术因为操作难度大，学习曲线长，所以普及推广缓慢。为此，我们将这些技术的要点及经验汇编整理与各位专家同行交流，并在书中详细介绍了手术适应证、如何操控导管、如何选择器械及测量“工作距离”等经验，请大家批评指正。希望大家摒弃学科偏见，共同改进和发展这项技术，使广大患者享受更微创、更安全的治疗；也使广大医护人员能够更安全地工作，保护好自己，我们才能帮助更多的患者！

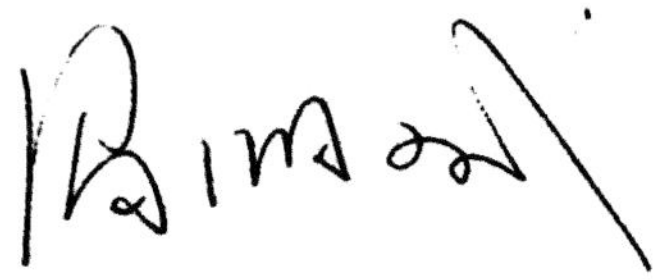

于阜外医院

2016年6月

目　录

第一章 概　　论

先天性心脏病（先心病）是常见的先天畸形，严重危险患儿生命，其中简单先心病如房间隔缺损、室间隔缺损、动脉导管未闭及肺动脉瓣狭窄占 70% 以上。尽管传统的外科手术和心血管介入治疗广泛应用于临床，但两种方式存在各自的优势和缺陷。前者创伤大、恢复时间长，后者创伤小，但需要使用放射线，大部分患者需使用造影剂。随着内、外科技术的不断融合，经胸小切口封堵术以无射线、无造影剂的优势成为心脏外科的一个重要分支领域，但是内、外科的争论随之而来，内科强调不开刀，外科强调无射线，学科间的争议日益凸显。在科技高速发展的今天，争论是没有用的，只有推动技术的进步才能解决争议。能不能开展既不开刀又不用放射线的技术呢？其实早在 2004 年，Richard 等就已经在 *The American journal of cardiology* 上报道在经食管超声引导下经皮房间隔缺损封堵术，但是在喧嚣之后，此后十年仅有 2 篇文献报道实施此项技术的经验，为什么这么好的技术没能普及呢？其原因在于技术难度太大，超声经常找不到导管，所以手术失败率高、并发症多，很多医生不得不退回用放射线引导，而且应用经食管超声必须进行气管插管，与放射线引导方式相比，反而大大增加手术负担。

为了推动技术的革新，中国医学科学院阜外医院组建了包含多学科的复合技术团队，在充分磨合并获得丰富的临床经验后，以复合技术“博采众家之长”的理念推动超声引导经皮介入技术的发展。目前已经能够安全、有效地在超声引导下经皮介入治疗房间隔缺损、室间隔缺损、动脉导管未闭及肺动脉瓣狭窄等常见的先天性心脏病。单中心经验报道超声引导经皮介入治疗成功率达 97%，未出现心脏穿孔、心脏压塞、瓣膜损伤、即刻封堵器脱落等严重并发症，上千例的临床实践证明超声引导下经皮介入技术安全有效。同时超声引导经皮介入技术也显示出操作难度大、学习曲线长的特点，主要是由于超声与放射线工作原理完全不一样，放射线是投影式的工作方式，放射线穿透三维的人体及器械后，立体的影像被叠加显示为二维图像，导管导丝的位置及形态容易被探测并解读；而超声是对三维物体进行切面探测，并显示为二维图像，每次只能检查 1 个切面，往往不能清楚地显示导管和导丝的整体形态及位置，因而术者难以准确操纵导管和导丝到达病变位置。我们对超声引导经皮介入技术的开展及推广有如下建议。

（一）该技术需要一个经验丰富的团队

术者应该具有经皮介入治疗的经验，能够在放射线引导下完成常规经皮介入治疗；该技术应尽可能在外科手术室进行，以便团队能够在紧急情况下实施开胸心脏直视手术，最大限度地为患者提供安全保障。

（二）标记工作距离

我们在术前先测量胸壁特定位置至外周血管穿刺点的距离，并由术者在导管上标记相应距离，当导管进入体内达到该距离后，即可旋转导管，方便超声探查导管的位置，并可防止导管插入过深，损伤心脏组织。

（三）标记交换距离

在引导导管帮助导丝通过病变部位后，退出引导导管时，应标记该导管插入体内的深度，以此为依据判断输送鞘管或球囊导管应该插入的距离，因为每个患者的体型、病情各异，所以个体化标记该距离非常重要，能够有效避免输送鞘管或球囊导管未送达病变位置即撤出导丝，或者插入太深损伤心脏组织的情况。

（四）合理选用器械

由于超声每次只能检查单个切面，往往不能清楚地显示导管和导丝顶端所到达的位置，所以可以先将猪尾导管按照工作距离送入体内，由于导管头端体积大，超声很容易探测到导管的位置。对于通过三尖瓣进入右心室困难的病例可以选用右冠导管、眼镜蛇导管等特殊导管。对于动脉导管未闭（PDA）、室间隔缺损等病例，应根据分流方向，适当裁剪猪尾导管头部，使其呈 1/2 ～ 3/4 弧度，方便导丝通过病变位置。

（五）选择合适的患者

没有一样的患者，所以没有不变的技术，我们在本书中介绍了多种途径治疗同一种疾病，每种方法都有各自的优势及缺点，例如 PDA 直径≥ 4mm 的患者更适于接受经股静脉封堵。漏斗状 PDA 肺动脉侧直径≤ 3mm 的患者更适于经股动脉进行封堵。室间隔缺损距动脉瓣距离≥ 2mm 的患者适于接受经股动脉封堵，而≤ 2mm 的患者更适于经颈静脉进行封堵。

（六）循序渐进地开展超声引导经皮介入治疗

循序渐进地开展超声引导经皮介入治疗，从操作难度的角度考虑，初学者应先开展房间隔缺损封堵术，再开展肺动脉瓣球囊扩张术及 PDA 封堵术，最后开展室间隔缺损封堵术。在引导工具的使用上，应该先开展经食管超声（TEE）引导，再开展经胸超声（TTE）引导。由于经食管超声探头紧邻左心房后壁，心脏位于超声束的近场，所以 TEE 图像清晰。对于胸壁较薄的患者，TTE 能够很好地显示心脏结构，并引导导丝和导管通过病变部位。但是，对于胸壁较厚的患者，由于超声波穿透能力有限，TTE 不能清晰显示心脏结构以及导丝、导管的位置，造成封堵术失败。

超声引导下经皮介入技术的常规开展不但使患者免于开胸之苦，而且完全不需要使用放射线及造影剂，没有辐射损伤，没有过敏、肾功能损伤等风险，在探索过程中，我们克服技术困难，将经食管超声改为经胸超声，避免了全麻气管插管，实现了“不开刀、无放射线、无气管插管”治疗先天性心脏病。除了给患者带来福音之外，这项技术为医护人员也带来了巨大的益处。经常从事介入治疗的医护人员，每年辐射时间多达上千分钟，文献报道累积辐射损伤会大大增加肿瘤的发生率。更痛苦的是，医护人员必须身着沉重的铅衣为患者进行手术治疗，在医护人员超负荷工作的今天，超声引导经皮介入技术能将医护人员从沉重闷热的铅衣中解放出来，大大降低医护人员的劳动强度。“保护患者、保护医生”的巨大优势赋予了超声引导经皮介入技术良好的临床应用前景。

第二章 单纯超声引导经皮介入治疗先天性心脏病的麻醉管理

单纯超声引导经皮介入治疗先天性心脏病通常在手术室内实施操作，由于经皮介入治疗有时会转为外科微创治疗，甚至转为传统的外科手术，因此需要训练有素的心脏麻醉医生实施围术期麻醉管理。接受单纯超声引导经皮介入治疗先天性心脏病的患者包括成人和儿童，麻醉医生应同时掌握成人和儿童心脏麻醉技术，才能为患者提供安全的麻醉管理。除麻醉学知识外，麻醉医生还应当熟悉先天性心脏病的病理生理学知识和经皮介入治疗先天性心脏病的操作流程。最后，优秀的麻醉管理是指：经皮介入治疗后患者能够以最佳的状态被送往病房或术后监护治疗病房。

第一节　麻醉前准备

尽管与传统的外科手术相比，单纯超声引导经皮介入治疗先天性心脏病的技术优势明显，但它仍然是一种有潜在风险的临床治疗手段。为配合介入医生把围术期潜在风险降至最低水平，麻醉医生应当在实施麻醉之前完善相关准备工作。

一、麻醉前访视

麻醉前对患者进行访视是必不可少的，其主要目的包括：与患者和家属建立相互信任的关系，评价患者在接受麻醉和介入治疗前的整体状况，签署相关医疗文件，与介入医生沟通麻醉和介入治疗方案。

1. 心理准备是麻醉前准备的重要部分。若患者为成人，可直接与之交流，以消除其紧张和焦虑情绪；若患者为儿童，则应与家属充分沟通，以得到家属的信任与合作。对于拟在局部麻醉下接受介入治疗的患者，心理准备尤为重要。

2. 询问患者的病史，应重点了解患者的手术史、麻醉史和过敏史。查阅相关辅助检查结果（包括心电图、X 线胸片、超声心动图等）、实验室检查结果（包括血气分析、血常规、生化检查、凝血功能、传染病等）和患者当前的药物使用情况，以综合评估重要器官的功能。如术前检查不够全面，应安排患者完善相关术前检查，必要时还应复查超声心动图。

3. 体格检查中除观察患者的全身状态外，应重点进行下列检查：心肺听诊、测量双侧上肢和下肢血压、评估有无困难气道。对于儿童患者，还应判断发育和智力情况。

4. 了解伴发疾病（包括高血压、糖尿病、冠心病、心律失常等）的治疗情况，如果有必要，应当先进行相应处理并推迟介入治疗。有上呼吸道感染症状的患者能否接受介入治疗尚存在争议，但一般认为如果患者体温低于 38℃且血白细胞计数正常，接受介入治疗并不会增加围术期并发症的发生率。

5. 在患者和家属充分理解麻醉相关操作和风险，并同意麻醉医生为其实施麻醉后，应签署麻醉知情同意书。

6. 与介入医生进行充分沟通，以了解介入治疗的具体方案、难易程度以及对麻醉管理的要求。对于存在术前贫血和围术期出血风险的患者，应当准备红细胞、新鲜冷冻血浆或浓缩血小板，保证可根据情况随时取用。

二、禁食和禁饮

所有拟实施单纯超声引导经皮介入治疗先天性心脏病的患者，麻醉前都必须禁食、禁饮，以避免麻醉过程中发生误吸。可根据年龄来安排禁食和禁饮要求。儿童患者代谢旺盛，体液丢失较快，易发生脱水和代谢性酸中毒。因此年龄越小，禁食和禁饮的时间应越短。

1. 成人患者应在麻醉前 8 ～ 12h 禁食，糖尿病患者在禁食期间应注意血糖水平。儿童患者根据年龄不同，麻醉前应禁食 4 ～ 8h。

2. 成人患者应在麻醉前 4 ～ 6h 禁饮，如有术前口服药物，可用少量水送服。儿童患者根据年龄不同，麻醉前应禁饮 2 ～ 4h。

3. 如果麻醉和介入治疗不能按预定时间开始，成人和儿童患者均可以适量静脉补充水、糖和电解质，以避免发生内环境紊乱。

三、麻醉前用药

麻醉前用药的目的是缓解患者紧张和焦虑的情绪，尤其是在某些疾病（如肺动脉瓣狭窄）中，可以减少肾上腺素过多分泌带来的不利影响，便于麻醉医生实施麻醉。麻醉前用药并无“常规方案”，是否用药和用药剂量均“因人而异”。抗胆碱能药物和镇静药物是麻醉前常用的两类药物。给药途径包括口服、肌内注射和经直肠给药等。

1. 抗胆碱能药物可阻断靶器官的胆碱能受体，松弛平滑肌，抑制唾液腺和呼吸道黏液腺分泌，从而减少气道阻塞的发生。同时抗胆碱能药物可抑制迷走神经反射，提高心率。阿托品是临床较为常用的抗胆碱能药物，婴幼儿患者的用量为 0.01 ～ 0.02mg/kg，可于麻醉前 30min 肌内注射。

2. 镇静药物可以缓解患者紧张和焦虑情绪，并产生“遗忘”作用。苯二氮䓬类药物中的地西泮和咪达唑仑临床较为常用。

3. 年龄 1 周岁以下的婴儿或者病情严重的患者通常不给予麻醉前用药，因为在某些情况下，这是有害的。

四、麻醉监测和设备

麻醉监测是麻醉医生随时间变化认识和评估潜在病理生理问题的过程，使用恰当的麻醉监测和设备，可以帮助麻醉医生和介入医生在术中正确评估和维持患者的生命体征。但应注意，价格昂贵的麻醉监测和设备本身并不能减少并发症的发生率，麻醉医生有责任决定应当使用哪些麻醉监测和设备（见图 2-1），做到在确保医疗安全的基础上降低医疗费用。另外，麻醉监测和设备分为无创和有创两种，使用有创监测时要考虑其必要性和可能带来的并发症，应当在收益和风险中权衡利弊。

1. 心电图用于监测心脏的电活动，对发现心律失常、心脏传导障碍和心肌缺血有很大帮助。它可以反映术中血电解质、麻醉药物、血管活性药物和介入治疗装置等对患者心脏功能的影响。心电图、动脉血压和脉搏氧饱和度是所有单纯超声引导经皮介入治疗先天性心脏病术中必须使用的基本监测项目。

2. 动脉血压是判断器官和组织血供情况的基本监测指标，也能够反映心血管功能状态。动脉血压可通过间接无创测量或直接有创测量获得。对于大多数患者，介入治疗术中可使用有自动示波技术的无创血压监测（即袖带电子测压装置）。而对于介入治疗技术难度较大（如室间隔缺损封堵）或风险较大（如肺动脉瓣狭窄球囊扩张）的患者，可通过直接动脉内测压的方式来监测动脉血压，因此手术室内应备有动脉套管、压力传感器和冲洗装置。

3. 脉搏氧饱和度是介入治疗术中判断机体氧合情况的基本监测指标。脉搏氧饱和度监测是连续且无创的，它能够测算出功能性血红蛋白的氧饱和度。麻醉期间，患者的脉搏氧饱和度不应低于 95%。由于存在术中低氧的风险，局麻＋强化和全身麻醉的患者都必须监测脉搏氧饱和度。因为不能保证有足够的氧被输送到组织或被组织利用，所以脉搏氧饱和度不能取代血气分析。

4. 对于使用喉罩或气管内插管的全身麻醉患者，呼出气二氧化碳监测是连续且无创的，它以数字形式表示呼出气的二氧化碳浓度（或分压），是麻醉中非常重要的通气情况监测方法。此外，它可以提供肺灌注情况的有用信息，并且可以反映血流动力学的变化。引起呼出气二氧化碳突然下降的常见原因包括：呼吸管道漏气或阻塞、肺通气或换气功能异常、心排血量降低。

5. 由于婴幼儿相对较大的体表面积和尚不健全的体温调节机制，介入治疗中出现低体温的风险较大，而低体温可增加心肌耗氧量、诱发心律失常、影响凝血功能等。因此长时间的介入治疗术中，体温监测是非常重要的，尤其是对于体重较低的婴幼儿。介入治疗术中通常需要测量中心温度，可以选择测量鼻咽温度、直肠温度或膀胱温度。为了避免患者出现低体温，提高环境和吸入气体的温度非常重要，而通过静脉输注的液体也

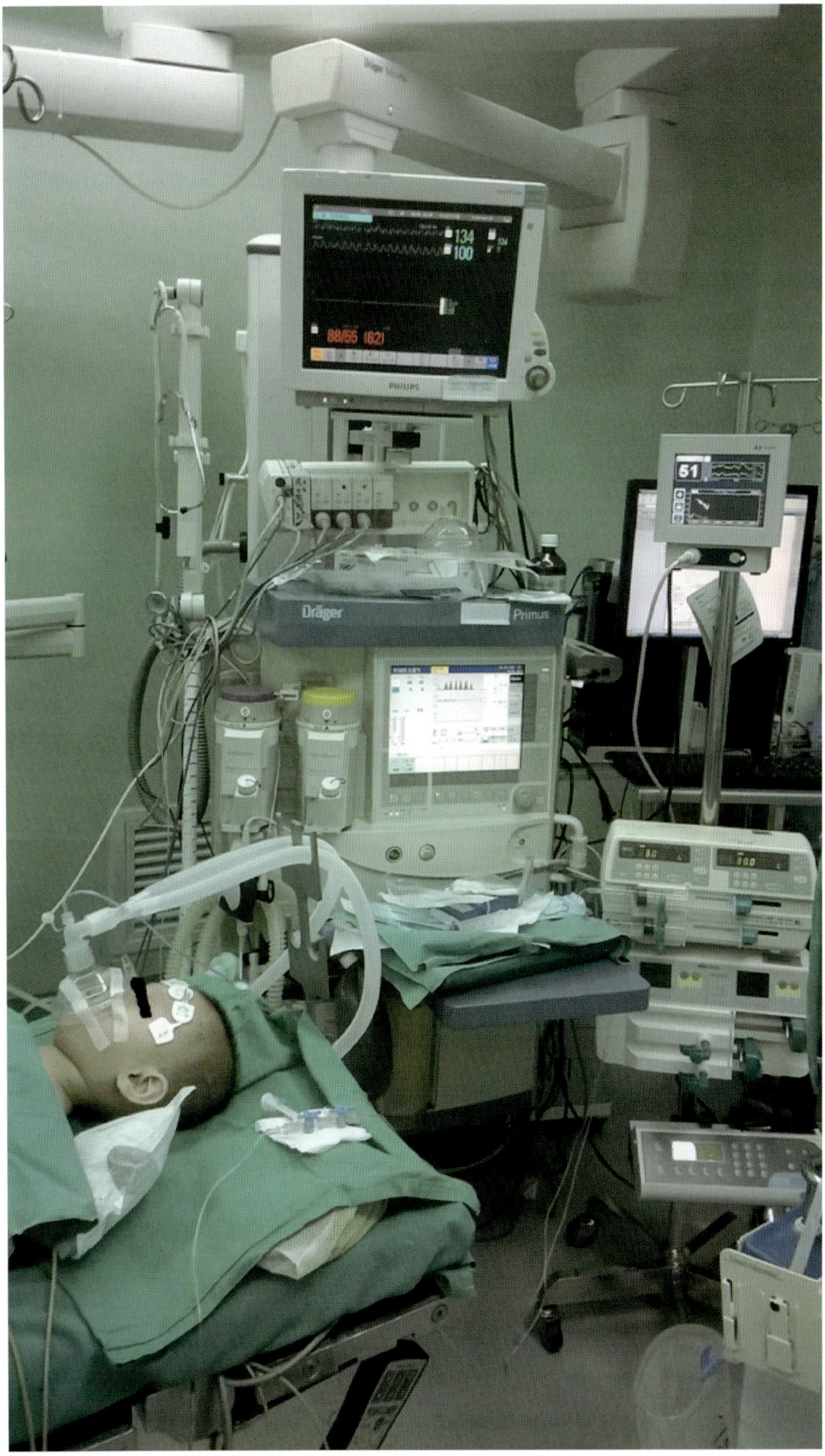

图 2-1 患者麻醉监测及设备场景图

应当加温，同时推荐使用加热床垫，尤其是对于婴幼儿。另外，体温监测也适用于有潜在发生恶性高热风险的患者。

6. 双频谱脑电图（BIS）监测是脑电图的一种衍生监测，可反映患者的意识状态和麻醉深度，能帮助麻醉医生更好地实施“快通道”麻醉，也能降低患者术中知晓的发生率。BIS 值的范围为 0 ～ 100，一般认为＜ 60 提示意识消失。需要注意，BIS 监测不能预测疼痛刺激引起的肢体活动。

7. 喉罩是一种介于口鼻面罩和气管内导管之间的人工通气道。喉罩放置到位并固定后既可以由患者自主呼吸，也可以使用呼吸机提供正压通气。喉罩置入和拔出的操作较为简易、快捷，置入喉罩时一般不需要喉镜辅助，并且喉罩不需要通过声门、进入气管，因此出现声带损伤、喉头水肿以及肺部并发症的可能性很小，同时置入和拔出喉罩的操作对循环的影响轻微，使麻醉诱导期和苏醒期的循环更加平稳。经皮介入治疗术一般时间较短且保留患者自主呼吸，部分情况下可选择喉罩辅助通气。

8. 不同的患者和不同的介入治疗术需要不同的麻醉设备。在进行单纯超声引导经皮介入治疗先天性心脏病时，手术室内至少还应配备以下麻醉设备和物品：不同尺寸的面罩、不同尺寸的气管内导管、困难气道管理设备、负压吸引装置和不同尺寸的吸引管、听诊器、自充气手控复苏球囊、不同尺寸的中心静脉导管、配有吸入麻醉药挥发罐的麻醉机、废弃吸入麻醉药清除装置、胃管、血气分析仪等。

9. 介入治疗术中可能会出现危及患者生命的意外情况，因此手术室内必须配备下列急救复苏设备和药品：除颤器（电极板应可供成人和儿童使用）、葡萄糖注射液、阿托品、肾上腺素、去甲肾上腺素、多巴胺、异丙肾上腺素、氯化钙或葡萄糖酸钙、碳酸氢钠、利多卡因、皮质类固醇、氨茶碱等。

第二节　麻醉管理

单纯超声引导经皮介入治疗先天性心脏病的麻醉管理，要求患者在术中保持安静，同时维持呼吸、循环平稳。但由于患者的配合程度不一、手术时间长短不定、患者耐受疼痛刺激的差异较大、术中需要多科室医生协作（包括介入、麻醉、超声、外科和体外循环医生），因此麻醉医生应根据患者的年龄、病情轻重、介入治疗术的复杂程度以及不同科室医生操作的需求，“个体化”选择麻醉方式（见表 2-1）和使用麻醉药物（见表 2-2）。

可供选择的麻醉方式包括局麻＋强化和全身麻醉。局麻＋强化是指在局部麻醉时联合应用小剂量的镇静和镇痛药物，使患者可以耐受介入治疗时产生的疼痛和不适感觉，同时维持满意的呼吸和循环功能，并能够对介入、麻醉或超声医生的言语指令或某些刺激做出回应。局麻＋强化适用于术中能够配合的成人或儿童患者。而全身麻醉适用于不能合作的患者，主要为儿童患者，因为介入治疗术中患者必须保持松弛状态，这样封堵装置才能精准释放。全身麻醉既可以保留自主呼吸，也可以气管插管机械通气。但机械

表 2-1 麻醉方式的选择

术式		局麻+强化	全身麻醉（自主呼吸）	全身麻醉（气管插管）
动脉导管未闭封堵	成人	√	√	
	儿童	√	√	
房间隔缺损封堵	成人	√	√	
	儿童	√	√	
室间隔缺损封堵	成人		√	√
	儿童		√	√
肺动脉瓣狭窄球囊扩张	成人		√	√
	儿童		√	√

表 2-2 麻醉药物的用量

药物	诱导	维持
氯胺酮	0.5 ～ 2mg/kg	0.01 ～ 0.05μg/（kg·min）
咪达唑仑	0.1 ～ 0.3mg/kg	1 ～ 3μg/（kg·min）
丙泊酚	1 ～ 2mg/kg	3 ～ 5mg/（kg·h）
右美托咪定	1μg/kg	0.2 ～ 1.4μg/（kg·h）
七氟烷	3% ～ 5%	1% ～ 2%
芬太尼	3 ～ 5μg/kg	1 ～ 2μg/（kg·h）
舒芬太尼	0.03 ～ 0.5μg/kg	0.01 ～ 0.2μg/（kg·h）
顺式阿曲库铵	0.1 ～ 0.2mg/kg	1 ～ 2μg/（kg·min）

通气会引起血流动力学紊乱，并可能造成检查结果发生改变，所以在允许的情况下，通常优先选择保留自主呼吸的全身麻醉。气管插管全身麻醉主要用于超声医生认为经胸超声探查不清，要求实施经食管超声的情况；也包括介入医生认为介入治疗存在难度，介入术有可能改为外科手术治疗的情况。

确定麻醉方式之后，麻醉医生应在对患者进行评估的基础上，依照不同的麻醉方式来选择麻醉药物，而麻醉药物具体的使用剂量，则应以当地医疗机构的经验为依据。目前新型麻醉药物对心血管系统的影响已经大大降低：挥发性麻醉药七氟烷对动脉血压和心率几乎没有影响；中枢性 α_2 受体激动剂右美托咪定可以安全地用于经皮介入治疗术，并被认为可以预防术后心房颤动；非去极化肌松药顺式阿曲库铵，无组胺释放作用，通过 Hoffman 代谢清除，可以安全地用于儿童患者和肾功能不全患者。

一、单纯超声引导介入封堵治疗动脉导管未闭的麻醉管理

动脉导管为胎儿时期主动脉与肺动脉之间的生理性血流通道，通常在出生后 2 ～ 3 周自然闭合，如持续开放即为动脉导管未闭，基本血流动力学特点是动脉水平左向右分流，左心室容量超负荷。动脉导管未闭的主要并发症为肺动脉高压和右心衰竭。介入治疗通过股动脉或股静脉将封堵装置送入动脉导管，来阻断主动脉与肺动脉之间异常的血流。如无特殊情况，成人和能够配合的儿童患者可选择局麻＋强化的麻醉方式。对于不能配合的儿童患者，可选择保留自主呼吸的全身麻醉。

1. 患者进入手术室后应首先完善相关监测，包括心电图、动脉血压和脉搏氧饱和度。一般无需使用 BIS 监测，根据患者对疼痛刺激的反应判断麻醉深度即可；应建立外周静脉通路，用于输注麻醉药物和补液；给予面罩吸氧。

2. 麻醉诱导可以在介入医生进行局部麻醉之前或同时开始。麻醉诱导和维持阶段可供选择的镇静药物有咪达唑仑、丙泊酚、依托咪酯、氯胺酮、右美托咪定等，镇痛药物有芬太尼、舒芬太尼等。麻醉诱导和维持期间药物的使用剂量可参考表 2-2。在麻醉管理中，对于不能耐受疼痛的患者，加大右美托咪定的用量后即可取得满意的效果，一般无需使用阿片类镇痛药物。麻醉医生应根据介入治疗的进度选择停药时机，如无围麻醉期并发症，患者苏醒后可以直接返回病房。

3. 术中应分别测量上肢和下肢动脉血压，以便及时发现术中误操作阻塞降主动脉的情况，测压部位可以选择右侧上肢和左侧下肢（右侧下肢血管通常为介入医生操作使用）。一般应选择动脉置管连续监测血压变化。

4. 释放封堵装置时，应根据介入医生的要求对患者实施控制性降压。可以使用硝普钠以 0.6 μg/（kg · min）的起始速度静脉输注，再根据患者血压随时调整输注速度。控制性降压期间应密切注意心电图和脉搏氧饱和度的变化，它们能反映血压下降时心肌和外周组织灌注的变化。

二、单纯超声引导介入封堵治疗房间隔缺损的麻醉管理

原始心房间隔在发生、吸收和融合时出现异常，左、右心房之间存在交通，即为房间隔缺损，基本血流动力学特点是心房水平左向右分流，右心室容量超负荷。房间隔缺损的主要并发症为肺动脉高压和右心衰竭。介入治疗通过股静脉或颈静脉将封堵装置送至缺损处并固定，来达到封闭缺损的目的。

1. 如无特殊情况，麻醉方式、监测和麻醉用药可参考“单纯超声引导介入封堵治疗动脉导管未闭的麻醉管理”。不同之处在于，无需同时测量上肢和下肢动脉血压，通常仅无创测量上肢动脉血压即可。

2. 成功封堵房间隔缺损后，心房水平左向右分流消失，在血流动力学满意的情况下，应注意输液速度不要过快，以避免左心室容量负荷过重，否则易引起急性左心衰竭。

三、单纯超声引导介入封堵治疗室间隔缺损的麻醉管理

因室间隔在胚胎期发育不全，形成异常通道，在心室水平产生左向右分流，即为室间隔缺损，基本血流动力学特点是心室水平左向右分流，肺血流、左心房前负荷和左心室作功增加。室间隔缺损的主要并发症为肺动脉高压和右心衰竭。介入治疗通过股动脉或颈静脉将封堵装置送至缺损处并固定，来达到封闭缺损的目的。经皮介入封堵治疗室间隔缺损的技术要求高，操作时间长，麻醉方式可以选择全身麻醉，可保留自主呼吸或者气管插管后使用机械通气。

1. 患者进入手术室后应首先完善相关监测，包括心电图、动脉血压（有创或无创监测）、脉搏氧饱和度和 BIS 监测；应建立外周静脉通路，用于输注麻醉药物和补液；给予面罩吸氧。

2. 麻醉诱导和维持阶段可供选择的镇静药物有咪达唑仑、丙泊酚、依托咪酯、氯胺酮、右美托咪定等，镇痛药物有芬太尼、舒芬太尼等。在保留自主呼吸的全身麻醉中，可以选择放置喉罩，以便于使用挥发性麻醉药（如七氟烷），一般无需使用阿片类镇痛药物。在气管插管机械通气的全身麻醉中，需要使用阿片类镇痛药物和肌松药物。麻醉诱导和维持期间药物的使用剂量可参考表 2-2。气管插管机械通气的全身麻醉患者通常都进行有创动脉血压监测，并建立深静脉通路。麻醉医生应根据介入治疗的进度选择停药时机，如无围麻醉期并发症，患者可以转入麻醉苏醒室，或者等待患者苏醒并拔除气管插管后直接返回病房。

3. 经皮介入封堵治疗室间隔缺损的操作时间长，导丝或导管刺激心内膜的情况时有发生，麻醉医生应密切关注患者的心律变化。

四、单纯超声引导介入治疗肺动脉瓣狭窄的麻醉管理

肺动脉瓣狭窄是指室间隔完整，由于肺动脉瓣本身发育不良所致的膜部狭窄，可合并或不合并右心室漏斗部的狭窄，基本血流动力学特点是右心室和肺动脉之间出现压力差，右心室壁肥厚和右心室腔减小。肺动脉瓣狭窄的主要并发症为三尖瓣关闭不全和右心衰竭。介入治疗通过股静脉将球囊送至狭窄的肺动脉瓣处并加压，来达到扩张成形肺动脉瓣的目的。经皮介入球囊扩张狭窄的肺动脉瓣时，可能会诱发右心室流出道痉挛，有一定潜在风险，通常需实施全身麻醉，建议首选气管插管机械通气。

1. 如无特殊情况，麻醉监测和麻醉用药可参考“单纯超声引导介入封堵治疗室间隔缺损的麻醉管理”。

2. 介入球囊加压扩张时会暂时阻断右心室至肺动脉的血流，通常会发生心率、动脉血压和脉搏氧饱和度的一过性下降。麻醉医生应于球囊加压扩张前给患者吸入纯氧，以保证机体的氧储备。同时还应准备血管活性药物，必要时使用药物提高心率和血压。

五、麻醉管理中的特殊情况

1. 在部分病例中，由于经胸超声探查不满意，超声医生会在介入治疗进行当中要求转为实施经食管超声。麻醉医生可以加大右美托咪定的用量，患者即可耐受经食管超声。但如果预计经食管超声检查时间较长，则应实施气管插管机械通气。

2. 在部分病例中，由于经皮介入治疗操作难度过大或者出现严重并发症，需要转为外科微创治疗或传统外科手术。麻醉医生此时需要完善有创动脉血压监测、建立深静脉通路并实施气管插管机械通气。麻醉管理应参照开胸心脏外科手术的要求。

六、介入治疗术后的疼痛治疗

1. 成人患者术后通常无需疼痛治疗。

2. 为防止肢体过度运动，导致穿刺部位出血，部分儿童患者术后需要进行镇静和镇痛治疗。以下药物和剂量可供参考：右美托咪定 0.5 ～ 0.75 μg/（kg · h），舒芬太尼 0.03 ～ 0.05 μg/（kg · h）。

3. 实施术后疼痛治疗后，须对患者的心率、动脉血压和脉搏氧饱和度进行监测。

第三节　并发症的预防和处理

麻醉医生不仅要对麻醉本身的风险进行预防和处理，还应积极参与处理介入治疗的各种并发症。尽管介入治疗期间的许多并发症是自限性的，并不需要治疗，但为了能够及时处理严重的并发症，每例介入治疗术都应当有心脏外科医生作为保障，对于特别困难的高风险介入治疗术，心脏外科医生应当处于待命状态。麻醉医生同样应当注意一些与介入治疗本身无关的并发症，如尺神经损伤、臂丛神经损伤、肢体压伤等，这些情况与患者在手术台上的体位有关。

一、心律失常

导丝或导管直接刺激心内膜可引起房性或室性心律失常，单个的房性或室性期前收缩无需处理，介入治疗可继续进行。如果出现室性心动过速、多源性室性期前收缩（室早）、三度房室传导阻滞等，则必须立即通知介入医生停止操作，否则极易发生心室颤动或心搏骤停。解除机械刺激的同时，应密切观察循环和呼吸情况，并吸入高浓度氧气，以改善心肌缺氧。一旦出现心室颤动或心搏骤停，应立即实施心肺复苏（包括电复律、胸外心脏按压、控制性通气等）。

二、急性瓣膜反流

通常为一过性，由于导丝或导管通过瓣膜引起，撤出后可自行消失。封堵器打开后影响瓣膜、出现反流时，则应更换合适的封堵器，无法解决时应放弃介入治疗。

三、低血压

首先应明确低血压的原因，再针对不同的诱因进行处理。

1. 对于婴幼儿患者，禁食和禁饮时间过长可发生酸中毒和低血压。通常在介入治疗开始前就表现为动脉血压偏低，可通过静脉补充生理盐水、葡萄糖和电解质等。

2. 如因心律失常引起，心律失常纠正后血压即可恢复。

3. 导管尾端和穿刺点缓慢的血液外渗，对成人患者影响不大。但如果介入操作时间过长，大量渗血可导致婴幼儿患者血容量不足，出现低血压甚至休克，此时应积极实施扩容治疗，严重贫血时可进行成分输血。

4. 极少数情况下，介入医生操作时用力过猛可导致血管破裂或心脏穿孔，发生心脏压塞时可有持续性低血压、颈静脉怒张、右心房及颈静脉压力增加等表现，超声医生帮助探查即可明确诊断。可选择在超声引导下行心包穿刺减压，持续出血者应立即请外科医生进行手术修补。

四、心力衰竭

对于心脏代偿功能不全的患者，精神过度紧张、导管刺激心内膜或输液过快过多，均有可能诱发心力衰竭。治疗措施包括：祛除诱因、镇静、强心、利尿和扩血管治疗。

五、缺氧发作

肺动脉瓣狭窄的患者可能会伴有不同程度的右心室流出道狭窄，在导丝或导管通过右心室流出道时，一旦诱发漏斗部痉挛，就会出现缺氧发作。主要表现为呼吸困难、呼出气二氧化碳分压快速下降、氧饱和度快速下降、动脉血压下降等，如不及时治疗可引起严重并发症。对有缺氧发作史者术前应服用 β 受体阻滞剂，可预防缺氧发作。缺氧发作时，应吸入高浓度氧气，保证麻醉深度，并给予 β 受体阻滞剂，血压下降时给予升压药物。

六、食管损伤

在使用经食管超声引导经皮介入治疗时，由于食管超声探头移动导致的机械刺激，以及长时间使用后探头温度过高，都有可能引发食管损伤。

七、血栓形成

经皮介入治疗术后可能会发生血管内血栓形成，这通常和某些已知的高危因素（如低龄）有关，可以使用肝素或实施溶栓治疗，需要血管外科医生进行处理的情况非常罕见。

第四节　感染控制和术中抗凝

在实施经皮介入治疗先天性心脏病的麻醉管理时，围麻醉期感染控制和术中抗凝也属于麻醉医生的职责范围。麻醉医生应熟悉手术室内感染控制的具体措施，也应掌握术中抗凝的方法。

一、感染控制

单纯超声引导经皮介入治疗先天性心脏病操作通常在手术室内进行，而手术室属于感染的高危区域，易发生交叉感染，是控制院内感染的重点部门。感染控制的质量可直接影响到患者治疗效果和预后，一旦发生院内感染，不但增加患者的医疗费用，甚至会危及患者的生命。感染控制的措施包括：防止细菌侵入患者体内和预防性应用抗生素。

1. 防止细菌侵入患者体内的具体措施分别与患者、医生和手术室环境相关（表 2-3 至表 2-5）。

表 2-3　与患者相关的感染控制措施

事项	具体操作
备皮	在手术当天或前 1 天，使用刀片或脱毛剂在穿刺位置进行备皮
皮肤消毒	可使用聚维酮碘作为消毒剂。由于婴幼儿发生皮肤刺激、皮肤烧伤和药物吸收的风险更大，因此消毒时需要格外注意
手术单	在手术室内，可使用一次性手术单覆盖手术区域。手术单应当足够大，并且可以粘贴在穿刺位置周围的皮肤上

表 2-4　与医生相关的感染控制措施

措施	具体操作
刷手	是预防感染最重要的措施。使用消毒剂彻底刷洗双手和前臂，时间最少 2 ～ 3min。经过第一次彻底的刷手，可允许在后续介入操作中使用挥发性消毒液
身体防护	手术室应当针对帽子、口罩、手术服和手套的使用制定具体的规定。术者在接触患者和器械车时，应当穿无菌衣并且戴无菌手套

表 2-5　与手术室环境相关的感染控制措施

措施	具体操作
室内清洁	手术室必须进行专业清洁。应当对需要特殊清洁的情况制定规章，如血液溅出、需要上报的感染（如耐甲氧西林金黄色葡萄球菌感染）和其他有潜在传染性的情况（如患者感染乙型肝炎）
通风	良好且高效的通风是强制性要求

2. 尽管经皮介入治疗技术不断完善，但感染性心内膜炎仍然是一个不容忽视的问题，因为感染性心内膜炎的死亡率很高。在实施单纯超声引导经皮介入治疗先天性心脏病时，多数介入医生和麻醉医生选择应用抗生素来预防感染性心内膜炎。预防性静脉使用抗生素的具体问题包括抗生素的选择和首次给药的时间点（表 2-6）。

表 2-6　预防性应用抗生素

体质	抗生素	成人	儿童	给药时机
标准	头孢呋辛	1.5g	20mg/kg	术前 30 ～ 60min
过敏	阿奇霉素	0.5g	10mg/kg	术前 30 ～ 60min

二、术中抗凝

经皮介入治疗术中通常使用肝素来预防血栓形成。与其他抗凝剂相比，肝素的优势在于半衰期短，并且易于拮抗。而且它已经应用了数十年，有大量的临床使用经验。

1. 通常在介入医生血管穿刺成功后给予肝素 80 ～ 100U/kg。

2. 由于个体差异较大，所以很难提前预测肝素的作用效果。在经皮介入治疗术中可通过检测活化凝血时间（ACT）来简单快速地判断肝素的效果。术中 ACT 需要维持在 200s 以上，当 ACT 不足 200s 时，应当追加肝素。

3. 经皮介入治疗结束后，静脉输注鱼精蛋白可以快速拮抗肝素的作用（表 2-7），10mg/ml 的鱼精蛋白溶液的输注速度不应超过 5mg/min。需要注意，有鱼精蛋白过敏史的患者最有可能出现鱼精蛋白过敏反应，而接受过鱼精蛋白或鱼精蛋白胰岛素治疗的患者也有可能发生过敏反应。

表 2-7　肝素的拮抗

距最后一次给予肝素的时间（min）	鱼精蛋白用量（mg）（每 100U 肝素）
＜ 30	1.0
30 ～ 60	0.5 ～ 0.75
60 ～ 120	0.375 ～ 0.5
＞ 120	0.25 ～ 0.375

第三章 超声心动图在先天性心脏病经皮介入治疗中的应用

第一节 总 论

一、概述

二维超声心动图（two-dimensional echocardiography，2D echo）主要原理是通过超声波从任意位点及角度扫描心脏，对心脏任意断面进行二维成像。二维超声技术是目前唯一实现实时显像的一门心脏成像影像技术，同时由于其无创、操作简便、价廉等优点，已经成为目前临床上诊断心脏疾病的一线诊断工具。随着二维超声仪器的图像分辨率日益提高，目前超声心动图技术能够清晰显示 2mm 的房、室间隔连续性中断。

多普勒超声心动图（Doppler echocardiography）分为脉冲多普勒超声心动图、连续波多普勒超声心动图、彩色多普勒超声心动图。脉冲多普勒超声心动图指在二维图像监视定位下，利用多普勒原理，实时以频谱的方式显示此点的血流速度、方向。连续波多普勒超声心动图指连续发射脉冲波，可以测量取样线上的任意高速血流。彩色多普勒血流显像指将血流显色重叠于黑白的二维或 M 型超声心动图上，可更直观地显示结构异常与血流动力学异常之间的关系。

二、经胸超声心动图（transthoracic echocardiography，TTE）

超声心动图探查心脏必须避开胸骨和肺组织。常用的探查部位和切面：

1. 胸骨旁区

（1）胸骨旁长轴切面（见图 3-1）：该切面可显示左心室长轴、左心室流出道、左心房、主动脉瓣、室间隔及二尖瓣，是最常用的心脏断面。在此切面上于二尖瓣腱索水平取 M 型可定量测量左心室各项参数数值并计算射血分数（见图 3-2）。

（2）胸骨旁短轴切面（见图 3-2，图 3-3）：自心底向心尖扫查，依次可显示不同水平的心脏短轴切面：围绕主动脉根部大动脉短轴，左心室二尖瓣水平、乳头肌水平及心尖水平短轴切面等。

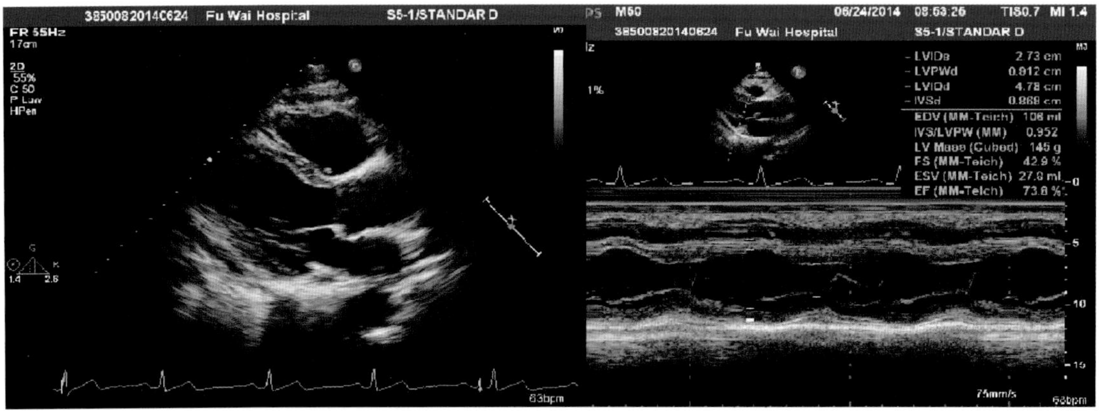

图 3-1 胸骨旁长轴切面（**左图**）及二尖瓣腱索水平取 M 型（**右图**）定量测量左心室舒张末期前后径（LVIDd）、室间隔厚度（IVSd）、左心室后壁厚度（LVPWd）、左心室收缩末期前后径（LVDs）、左心室短轴缩短率（FS）及左心室射血分数（EF）

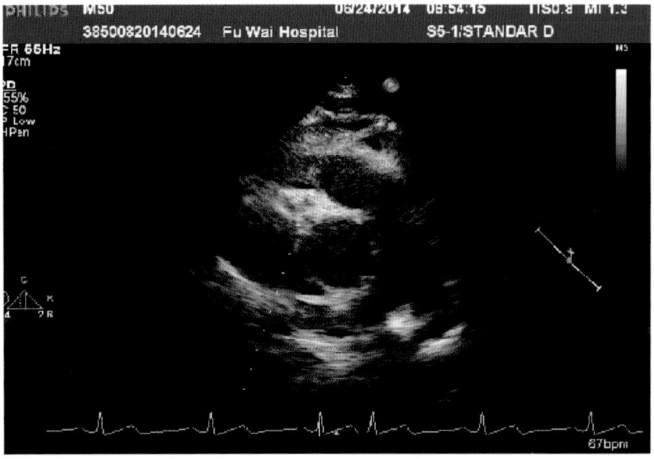

图 3-2 大动脉短轴切面

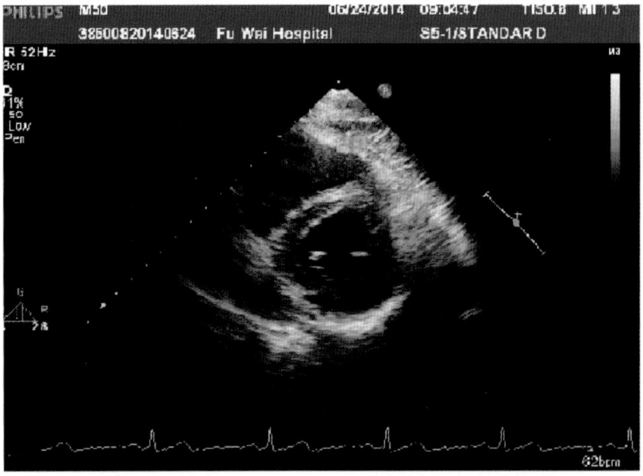

图 3-3 胸骨旁左心室二尖瓣水平短轴切面

2. 心尖区　分别包括四腔心切面（见图 3-4）、五腔心切面、两腔心切面，是一组观察双心室腔比例、双心室流入道、房室瓣部位及形态的最佳切面。

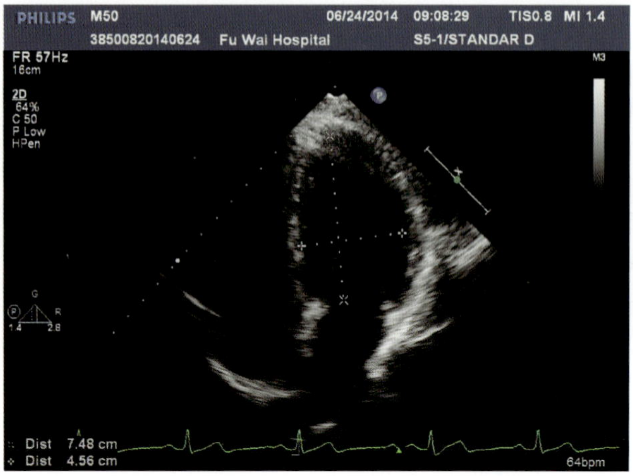

图 3-4　心尖四腔心切面，二维测量左心室左右径、上下径

3. 剑突下区　对常规超声心动图检查起辅助作用，尤其是对于胸骨旁声窗条件差的患者。可以观察内脏与心脏的位置关系，腔静脉与心房的连接关系。可清晰显示上、下腔静脉及其与心房的连接关系。尤其剑下双心房切面是观察房间隔的最佳切面，对于胸骨旁无法清晰显示的房间隔结构，此切面可获得满意图像。

4. 胸骨上区　探头置于胸骨上窝，长轴显示主动脉弓及分支、右肺动脉段横断面，在此切面可显示动脉导管长轴图像，是引导动脉导管封堵的重要切面。

三、经食管超声心动图（transesophageal echocardiography，TEE）

经胸超声心动图（transthoracic echocardiography，TTE）由于受到胸廓畸形、肺气肿、肥胖等声窗条件限制，对部分患者无法进行准确诊断。由于食管与心脏毗邻，将超声探头置于食管内向心脏扫查可避免胸骨及肺气干扰而获得更为清晰的心内结构显像。TEE 对心脏结构显示的优势部位与 TTE 不同，对房间隔、左心耳及二尖瓣、主动脉瓣结构的显示明显优于 TTE，但主动脉弓及肺动脉分叉以远、动脉导管等结构为其扫查盲区。

（一）TEE 检查方法

将探头置入食管内属于有创检查，需要在配备有相应抢救设施的条件下进行，TEE 探查心腔结构的基本位置是将探头置于食管中下段、左心房水平，通过上下调整探头位置可获得 TEE 检查的绝大部分切面图像。食管探头插入容易损伤黏膜层和黏膜下层，置入探头时操作需轻柔，遇阻力时应调节方向，试探性进入，不可强行插入探头。

（二）常用的 TEE 切面（图 3-5）

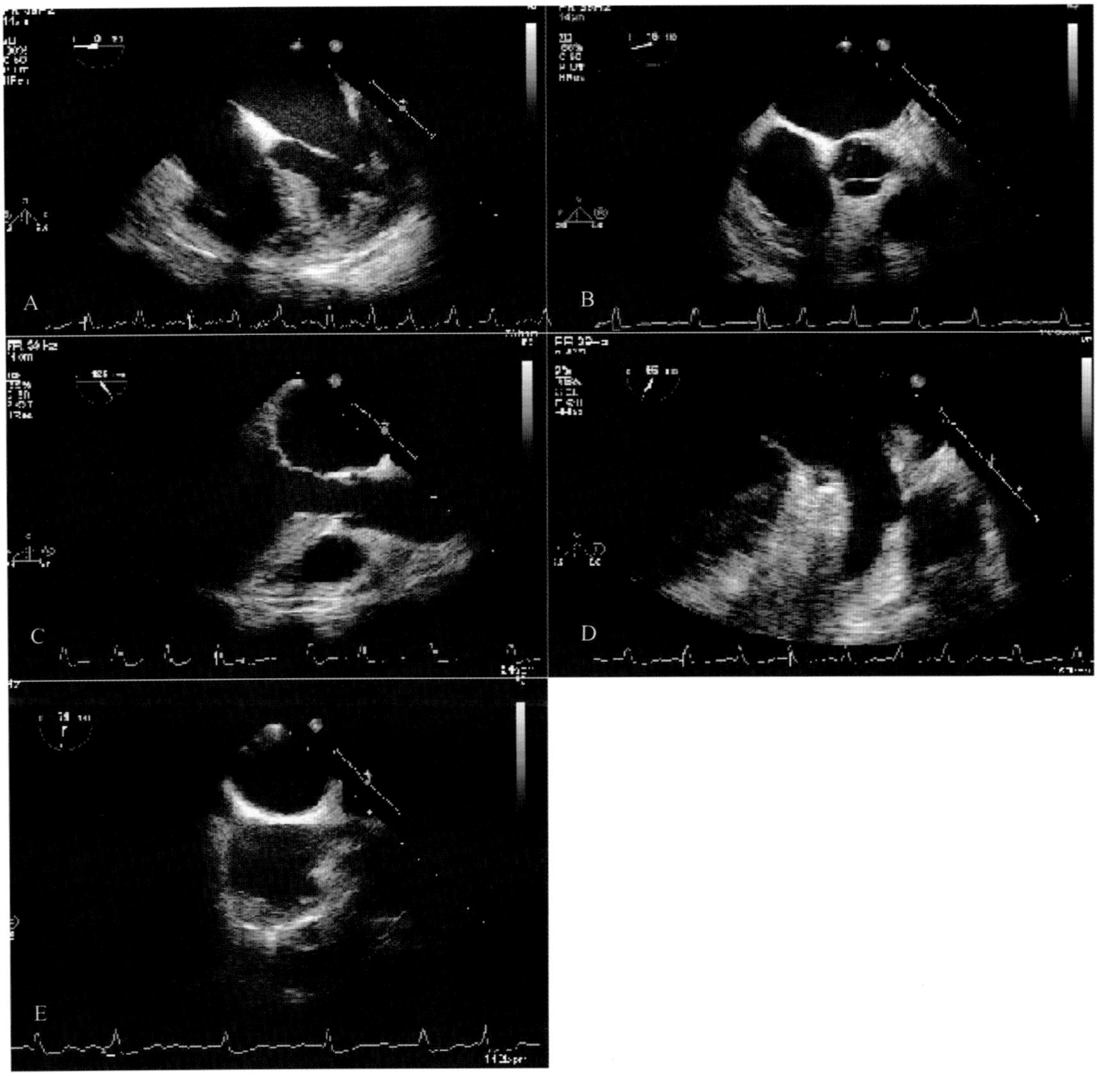

图 3-5 **A**. 经食管超声 0°位置，四腔心切面，清晰显示左心房室、右心房室、两组房室瓣及后间隔。**B**. 经食管超声 16°位置，主动脉短轴切面，显示房间隔、主动脉、三尖瓣、右心室流出道，是观察房间隔缺损与主动脉根部关系的重要切面。**C**. 经食管超声接近 120°位置，左心室流出道及主动脉长轴切面，显示左心室流出道、主动脉瓣及升主动脉结构，是观察室间隔缺损与主动脉瓣的重要切面。**D**. 接近 60°位置，显示左心耳结构。**E**. 经食管超声接近 90°位置，双房切面，完整显示房间隔，是引导房间隔缺损封堵手术的另一个重要切面

四、超声心动图在先天性心脏病介入治疗中的价值

自先天性心脏病介入治疗术开展至今，超声心动图一直是不可或缺的重要监测工具。介入治疗术对于适应证的选择范围具有严格要求，只有超声心动图能够准确评估先天性心脏病缺损的大小、与周围组织的关系等必要信息，为临床决策提供充分依据。术前评估患者的心功能情况、肺动脉压力等相关信息可预估患者手术的风险和预后情况，这些信息单纯依赖放射造影均无法完全准确获得。通过互相配合运用经胸超声进行介入治疗的引导与监测可以最大程度地减少放射线使用剂量，避免放射损伤。已报道的介入术后并发症包括心包积液、瓣膜受到封堵器磨损而发生穿孔、心房壁破损等，虽然发生率低但均具有严重的临床后果。因此在术后一定时间内运用超声心动图检查保持密切随访是保证患者安全的必要条件。

第二节　超声心动图在房间隔缺损经皮介入治疗中的应用

一、超声心动图术前诊断及病例筛选

房间隔缺损病例中，超声心动图显示右心增大，大动脉短轴切面上可清楚显示房间隔中部回声脱失，观察主动脉侧及房顶部的缺损残端；胸骨旁四腔心切面可同样证实心房间的血流交通，测量缺损大小、与房室瓣环（二、三尖瓣环）间的距离；剑突下双房切面可显示缺损与上、下腔静脉距离。以上切面彩色血流显像（color Doppler flow image，CDFI）均提示心房水平左向右分流。同时需多切面检查肺静脉回流左心房情况，除外合并肺静脉异位引流。符合上述条件的即可明确诊断房间隔缺损（atrial septal defect，ASD）。

采用不同方式的房间隔缺损封堵术，病例入选标准仅年龄、体重略有差别，对缺损结构的要求与传统放射线引导的封堵术一致。

超声入选标准为：缺损直径≥5mm，伴右心容量负荷增加的中央型房间隔缺损；缺损边缘至冠状静脉窦，上、下腔静脉及肺静脉的距离≥5mm，至房室瓣≥7mm。

超声排除标准为：原发孔型ASD及静脉窦型ASD，心内膜炎及出血性疾患，封堵器安置处有血栓存在，导管插入处有静脉血栓形成，严重肺动脉高压导致右向左分流，伴有与ASD无关的严重心肌疾患或瓣膜疾病，左心房或左心耳血栓，部分或全部肺静脉异位引流。

二、超声心动图监测房间隔缺损封堵

经胸超声引导经皮ASD封堵术操作方法：首先于胸骨旁多切面观察房间隔缺损

位置及大小，再次确定适应证（图 3-6）。穿刺开始，将探头置于剑突下位置显示下腔静脉，观察导管走行于下腔静脉并进入右心房（图 3-7A）。随后，在胸骨旁四腔心切面，观察导管位置，引导其穿过 ASD（图 3-7B），在该切面全程监测输送鞘穿过 ASD（图 3-8A），封堵器置入输送鞘并进入右心房，释放封堵器左心房面（图 3-8B），将左心房伞面拉回至房间隔后释放右心房面（图 3-8C）。多切面观察，判断封堵器位置是否正确，是否释放充分，与二、三尖瓣有无触碰，瓣膜功能有无影响，封堵器周围边缘是否夹紧牢靠无裂隙（图 3-8D）。彩色多普勒应显示无残余分流（图 3-9A）。注意冠状静脉窦及肺静脉血流有无受压。排除上述问题后，在胸骨旁四腔心切面，指导输送器释放，最后再次观察封堵器位置、形态、周围结构，确定封堵成功（图 3-9B）。

但经胸超声受到声窗条件的限制，对部分病例无法清晰显示心腔内结构，包括肥胖、桶状胸、胸骨畸形等。此外，经胸超声图像质量及显示范围不如经食管超声。对于疑难 ASD 患者，如 ASD 边缘不理想，较大 ASD，或 ASD 距离上、下腔静脉较近的患者，经

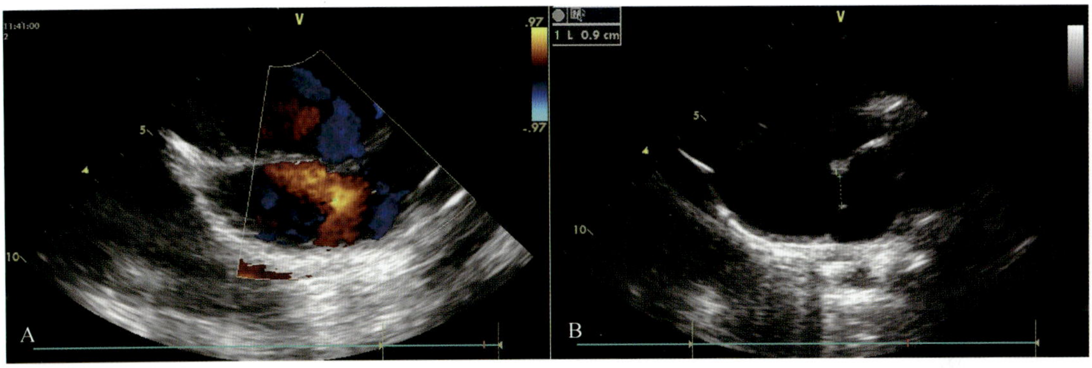

图 3-6 在胸骨旁四腔心切面彩色多普勒显示心房水平左向右分流（**A**），测量房间隔缺损内径 9mm（**B**）

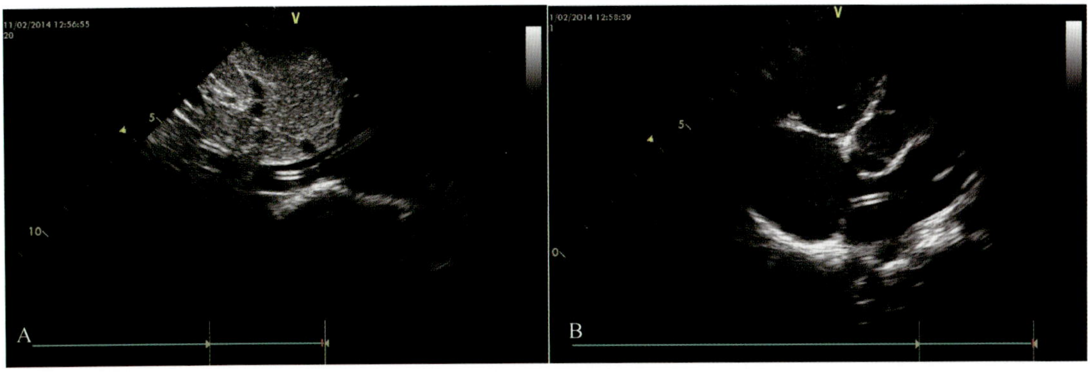

图 3-7 剑突下切面显示下腔静脉，导管（强回声）经下腔静脉进入右心房（**A**）；胸骨旁四腔心切面显示导管（强回声）经过房间隔缺损从右心房进入左心房（**B**）

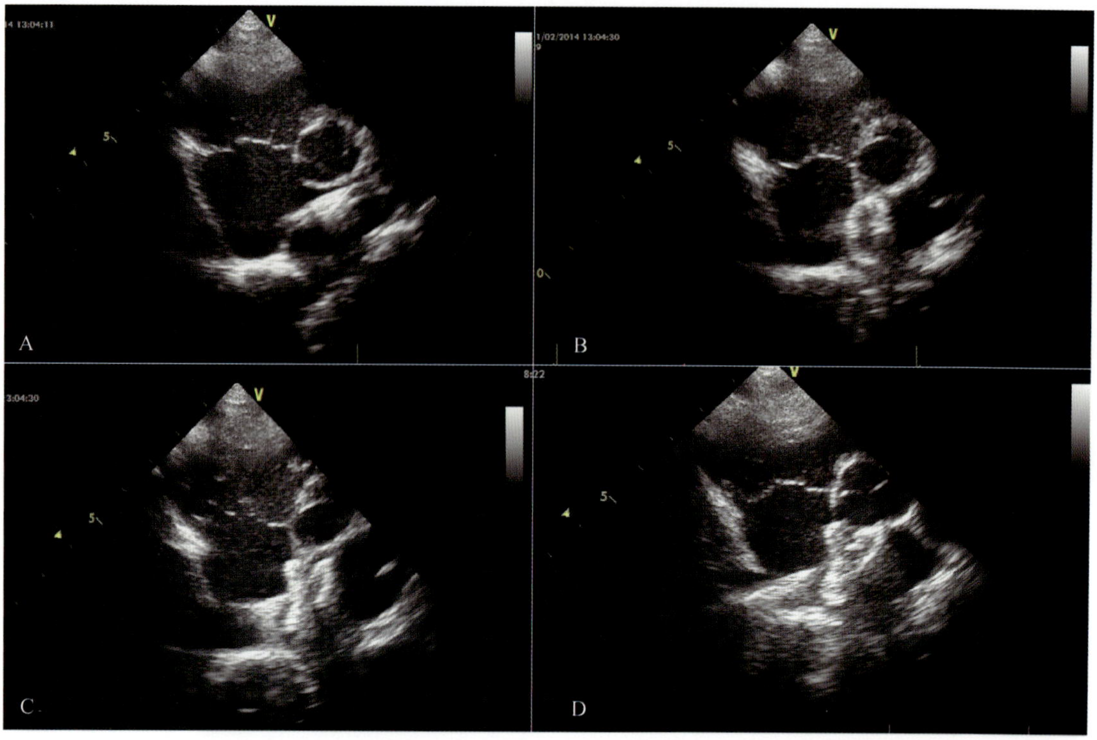

图 3-8 胸骨旁大动脉短轴切面显示输送鞘（双管强回声）自右心房经过房间隔缺损进入左心房（**A**）；同一切面显示封堵器的左心房面释放，位置形态正常（**B**）；封堵器的右心房面也完全释放，封堵器位置形态正常，夹紧主动脉侧及房顶部残端（**C**）；封堵器完全释放后，胸骨旁大动脉短轴切面观察封堵器与周边结构关系，“环抱”而非挤压主动脉瓣环根部，并且远离二、三尖瓣瓣叶（**D**）

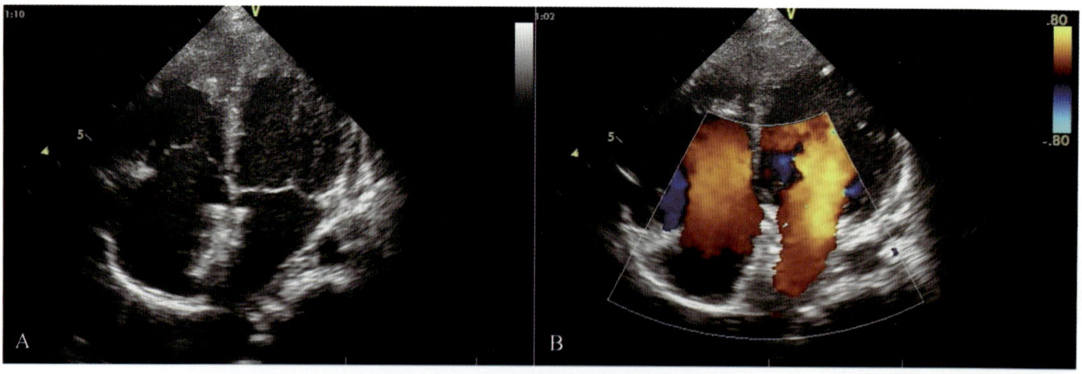

图 3-9 胸骨旁四腔心切面显示封堵器释放完成，观察封堵器位置形态正常，远离房室瓣（**A**）；彩色多普勒显示心房水平分流消失，舒张期二、三尖瓣瓣叶开放正常，收缩期未见明显反流，确定封堵成功（**B**）

食管超声引导更为安全。

经食管超声引导时需要观察监测的内容与经胸超声一致。超声医师需要灵活运用经食管超声任意切面显示心房内结构，常用角度包括：0°测量术前缺损到二、三尖瓣的距离，术后观察与二、三尖瓣有无触碰；45°～60°短轴切面显示主动脉侧残端及对侧心房顶部残端，术后观察封堵器是否“环抱”而非挤压主动脉；120°双房切面观察术前缺损距离上、下腔静脉的长度，术后封堵器是否密切贴合腔静脉残端。总之，需要灵活运用经食管超声任意切面显示房间隔缺损及封堵器与心房内结构的关系。

三、超声心动图对房间隔缺损封堵术后随诊及并发症提示

封堵术后早期需密切进行超声心动图随诊，主要观察点：

1. 通过二维超声心动图检查封堵伞位置、形态：在大动脉短轴切面及胸骨旁四腔心切面观察封堵伞左心房、右心房面是否仍夹住房间隔，伞面是否贴合紧密、位置牢固，有无脱落，有无移位；彩色血流显像提示心房水平分流消失。

2. 心包腔情况　有无心包积液及其程度。

3. 右心房、室内径大小恢复情况。

第三节　超声心动图在肺动脉瓣狭窄经皮球囊扩张治疗中的应用

一、肺动脉瓣狭窄的术前超声诊断

1. M 型超声　显示肺动脉瓣活动曲线 a 波加深（＞ 4mm），开放时间延长；右心室壁增厚。

2. 二维超声（图 3-10）

（1）胸骨旁右心室流出道长轴切面：显示右心室壁增厚，右心室腔大小，肺动脉瓣增厚，开放受限。

（2）胸骨旁大动脉短轴切面：可以显示主动脉瓣、右心室流出道、肺动脉瓣、肺动脉结构。此切面显示肺动脉瓣增厚，回声增强；瓣叶开放受限，呈圆顶征；肺动脉瓣短小，收缩期运动不明显；肺动脉瓣环正常或偏小，而主肺动脉扩张；继发改变为右心室壁肥厚。提高一个肋间尝试显示肺动脉瓣短轴，表现为肺动脉瓣增厚，显示瓣叶的数目为三叶或二瓣、单瓣畸形，亦可显示流出道是否存在肌性肥厚狭窄。

（3）剑突下右心室流出道长轴切面：可显示右心室流出道、肺动脉瓣、主肺动脉及左、右肺动脉。

（4）四腔心切面：显示右心房、室扩大，肌小梁增粗肥大，甚至心腔缩小。

3. 多普勒超声（图 3-11）

（1）彩色多普勒超声显示肺动脉瓣口血流变细，呈明亮五彩镶嵌，肺动脉内呈湍流

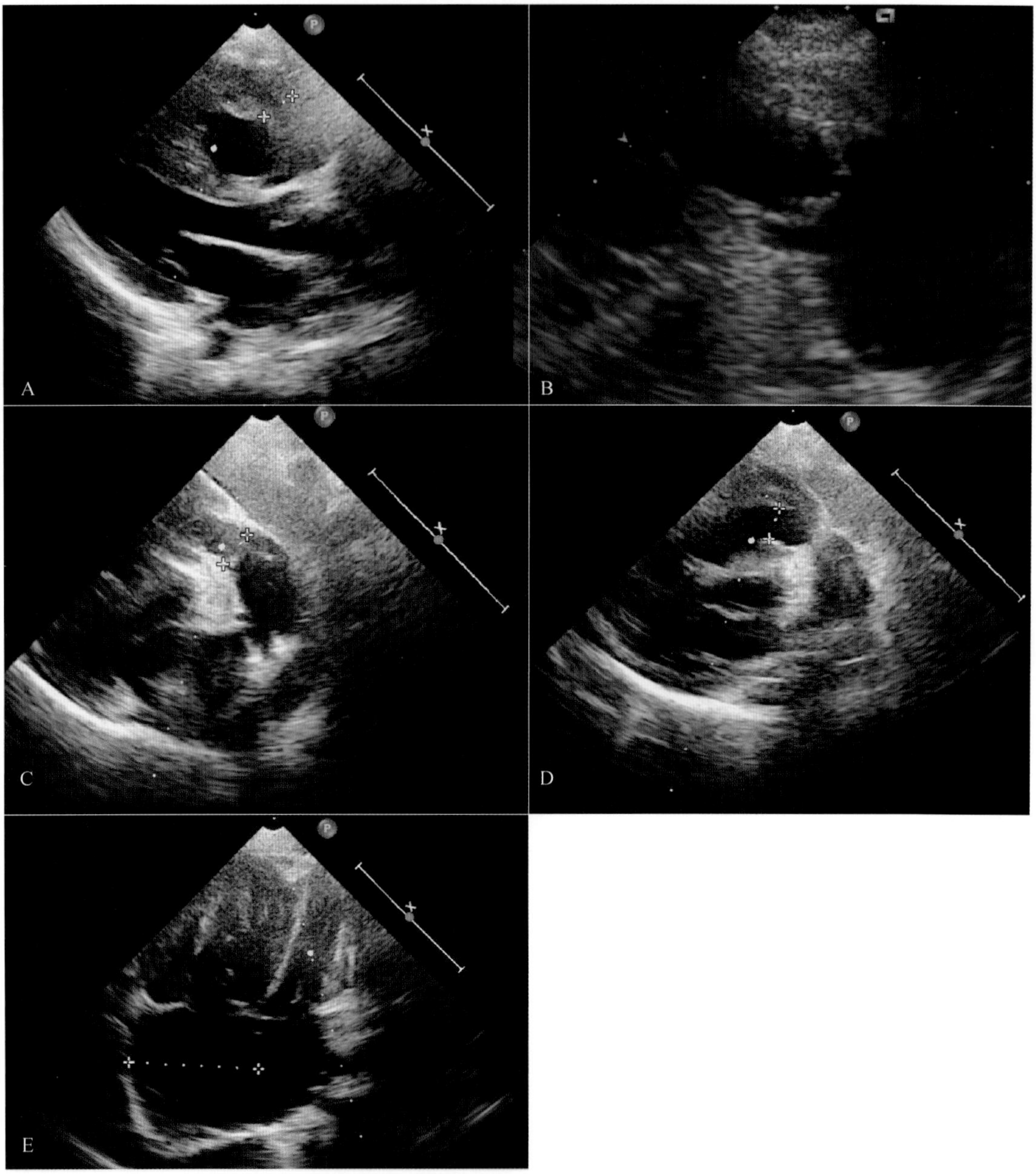

图 3-10 胸骨旁左心室长轴二维图像显示患者右心室壁明显增厚（**A**）；胸骨旁短轴切面显示肺动脉瓣增厚，瓣叶开放受限，呈圆顶征（**B**）；同上切面测量肺动脉瓣环直径（**C**）；胸骨旁大动脉短轴观察右心室流出道肥厚肌束，测量内径（**D**）；心尖四腔心切面显示右心房明显扩大，房间隔向左偏移，右心室壁明显增厚，流入腔轻度增大（**E**）

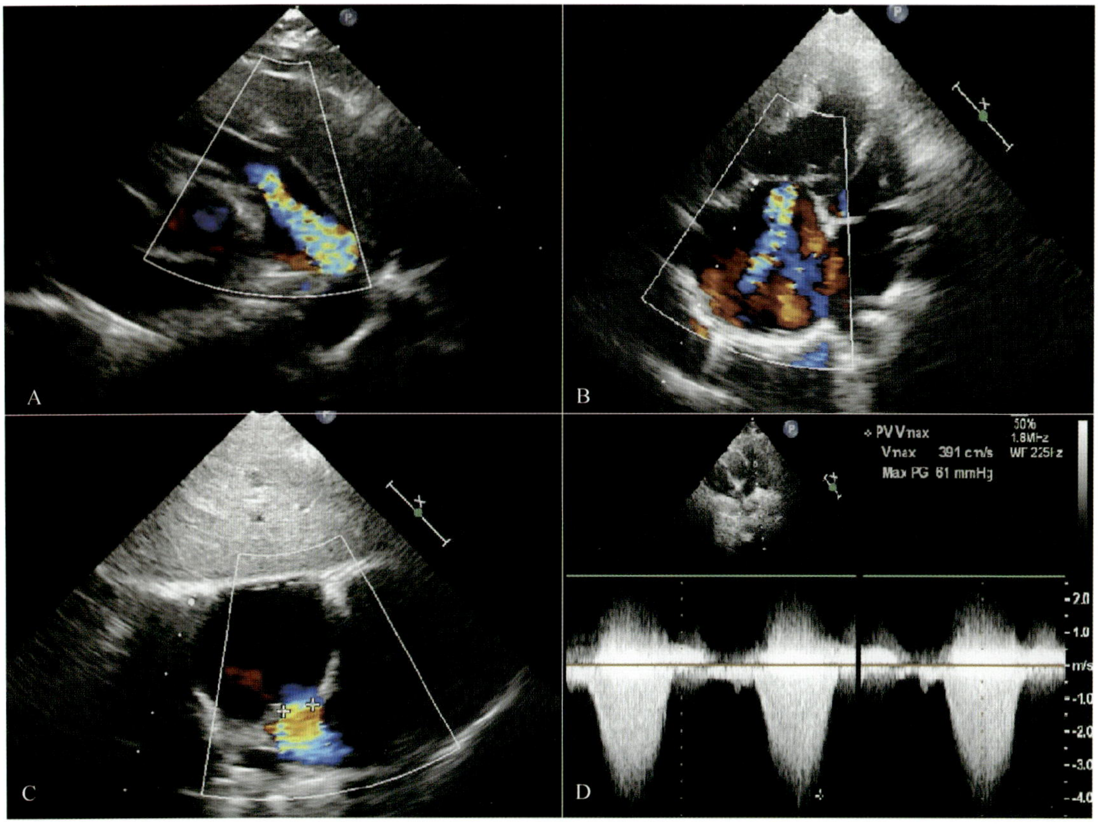

图 3-11 彩色多普勒显示肺动脉瓣口呈射流状，为湍流（**A**）；三尖瓣明显反流（**B**）；剑下切面显示卵圆孔开放，心房水平右向左持续分流或双向（**C**）；连续多普勒提示肺动脉瓣口频谱为高速，呈类抛物线型（**D**）

状折返向瓣口；同时显示右心室流出道血流是否加速。

（2）频谱多普勒：定点测量右心室流出道流速是否增加。脉冲多普勒显示肺动脉瓣下为低速、负向、层流频谱。

（3）连续多普勒（CW）：探测肺动脉瓣口的高速射流，测定峰值流速，计算跨肺动脉瓣压差。

（4）估测肺动脉瓣狭窄程度：肺动脉瓣跨瓣压差≥ 20mmHg，即考虑肺动脉瓣轻度狭窄；压差≥ 40mmHg 即有临床治疗意义。单纯肺动脉瓣狭窄的患者三尖瓣反流压差越大，也提示肺动脉瓣狭窄越重。

二、肺动脉瓣狭窄球囊扩张术前超声筛选病例要点

一般针对年龄 3 岁以上的肺动脉瓣狭窄患者进行超声筛选。

超声入选标准：单纯肺动脉瓣狭窄，肺动脉瓣跨瓣压差≥ 40mmHg。

超声排除标准：肺动脉瓣下漏斗部狭窄，右心室双腔心，肺动脉瓣狭窄伴先天性瓣下狭窄，肺动脉瓣狭窄伴瓣上狭窄，重度发育不良型肺动脉瓣狭窄，合并需要外科手术处理的疾病。

三、肺动脉瓣狭窄球囊扩张术中超声引导及监测

超声的准确定位可提高扩张的成功率，减少由于球囊位置过低引起的右心室流出道痉挛，减少并发症。

（一）经食管超声（TEE）引导及监测球囊扩张术

食管中段 40°左右显示右心室流出道及肺动脉瓣，监测球囊导管的位置，正好置于肺动脉瓣环处，即球囊中部置于肺动脉口，在 TEE 监测下充盈球囊，扩张肺动脉瓣，依次扩张多次，必要时还可选取大一号球囊；观察每次扩张后心率、血压变化，评估肺动脉口的过血情况，肺动脉压差变化，是否出现肺动脉瓣反流，三尖瓣反流量及反流压差，评估右心室收缩压下降情况（图 3-12）。术中观察有无心包积液。扩张过程中是否存在右心室流出道激惹、流出道痉挛。一般认为肺动脉瓣跨瓣压差低于 36mmHg 为扩张成功（图 3-12，图 3-13）。

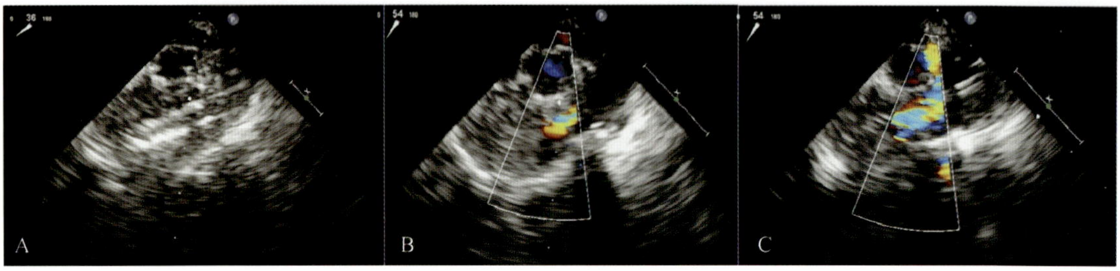

图 3-12　经食管超声（TEE）食管中段 36°显示充盈的球囊置于肺动脉瓣口中部（**A**）；食管中段 54°显示球囊扩张一次后血流可通过肺动脉瓣口（**B**）；同一角度下提示球囊再次扩张后肺动脉瓣口血流明显增多（**C**）

（二）经胸超声引导及监测球囊

经胸超声引导经皮穿刺球囊导管路径，依次通过下腔静脉-右心房-三尖瓣口-右心室-右心室流出道-肺动脉口-肺动脉。常规使用胸骨旁大动脉短轴切面或右心室流出道切面，观察指标与经食管超声引导时一致。

四、肺动脉瓣狭窄球囊扩张术后超声随访

介入术后 24 小时、3 天、1 个月、3 个月、6 个月、1 年及长期超声随访。重点评价

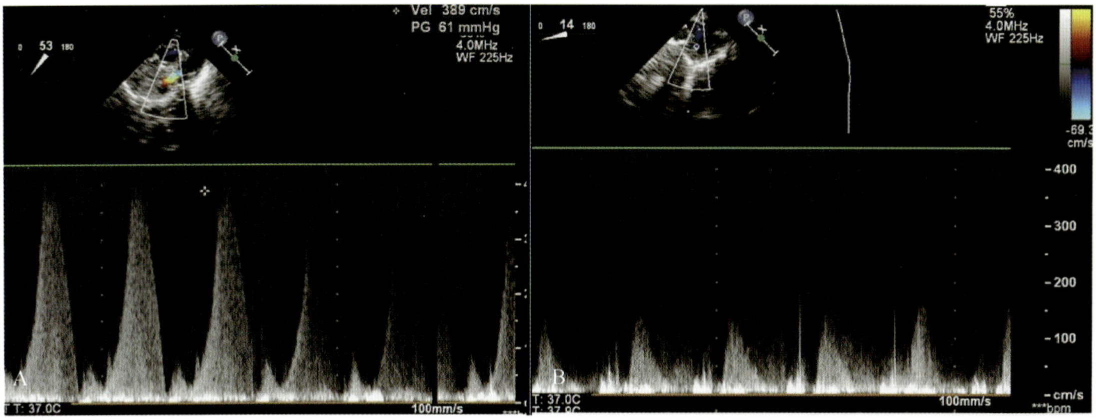

图 3-13 经食管超声（TEE）食管中段 56°监测肺动脉瓣口流速（**A**），术后峰值流速及跨瓣压差较术前明显下降（**B**）

肺动脉瓣跨瓣压差及反流量、三尖瓣反流及右心大小及功能变化。

第四节　超声心动图在动脉导管未闭经皮介入治疗中的应用

一、动脉导管未闭术前超声诊断及病例筛选

在动脉导管未闭病例，超声心动图显示左心增大，大动脉短轴切面上清楚显示主肺动脉与降主动脉之间出现异常管道，彩色血流显像（color Doppler flow image，CDFI）提示该异常管道内五彩镶嵌的血流束，同时连续多普勒证实其为以收缩期为主的连续性血流频谱；胸骨上窝切面同样证实主动脉与肺动脉之间的异常血流通道，彩色血流显像及连续多普勒所见与大动脉短轴切面类似。符合上述条件者即可明确诊断动脉导管未闭。

对介入封堵治疗的术前评估包括：

（1）动脉导管的主动脉侧及肺动脉侧的直径，导管长度；此外，主动脉、肺动脉能否在同一切面上显示也需要注意。

（2）是否合并肺动脉高压，动脉分流方向：合并肺动脉高压，仍为左向右分流者，可行介入治疗；合并肺动脉高压，以左向右分流为主，并存少量右向左分流者，可试行封堵治疗。

（3）是否同时合并其他心脏疾病，需要同期处理；了解房室瓣的反流程度。

二、超声心动图监测动脉导管封堵

超声心动图多位于胸骨上窝切面和大动脉短轴切面引导经皮封堵手术，手术分为

经股静脉顺行或经股动脉逆行。两种进入方法均需要明确导管已送至肺动脉：经股静脉途径首先在大动脉短轴切面明确导管经股静脉、右心房、右心室已送至肺动脉（见图 3-14），在胸骨上窝切面同时显示左肺动脉、未闭动脉导管及降主动脉，清晰显示导管经未闭动脉导管进入降主动脉；经股动脉途径首先在胸骨上窝切面明确导管经股动脉到达降主动脉峡部，经未闭动脉导管进入肺动脉（见图 3-15），在大动脉短轴切面明确导管顺利经未闭动脉导管送至肺动脉，随后监测导丝、输送鞘管、封堵伞分别送入。封堵伞送至降主动脉，需清晰显示伞面分别置于动脉导管的降主动脉侧及肺动脉侧，伞面贴合紧密，伞腰位于导管内，封堵伞的位置、形态均满意，未过度占据降主动脉及左肺动脉管腔，CDFI 显示动脉水平无残余分流，降主动脉、左肺动脉血流通畅，可提示释放封堵伞，封堵成功（见图 3-16）。如果降主动脉前向流速大于 2m/s，左肺动脉前向流速超过 1.5m/s，均考虑有狭窄可能，可提示调整封堵伞的位置，必要时收回封堵伞，重新置入合适的封堵器。以上过程须在胸骨上窝切面及大动脉短轴切

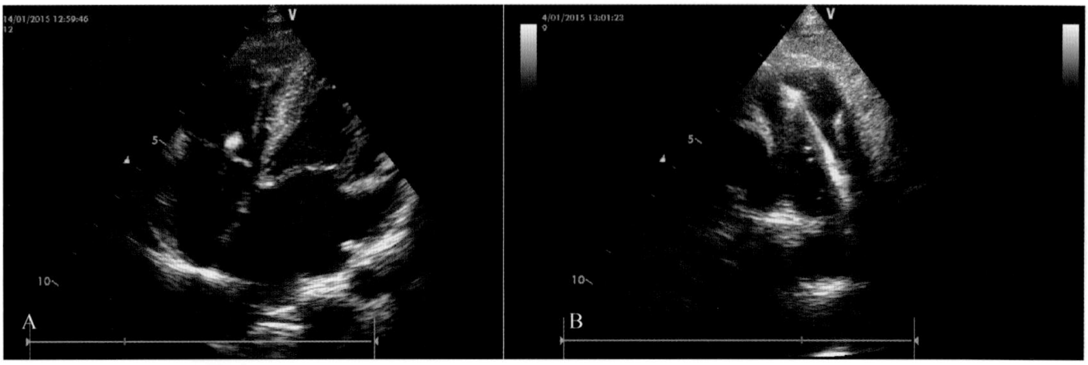

图 3-14 经股静脉途径封堵动脉导管，经胸超声心动图斜心尖四腔心切面显示导丝由右心房经三尖瓣瓣口进入右心室（**A**），大动脉短轴切面显示导丝进入肺动脉并通过动脉导管（**B**）

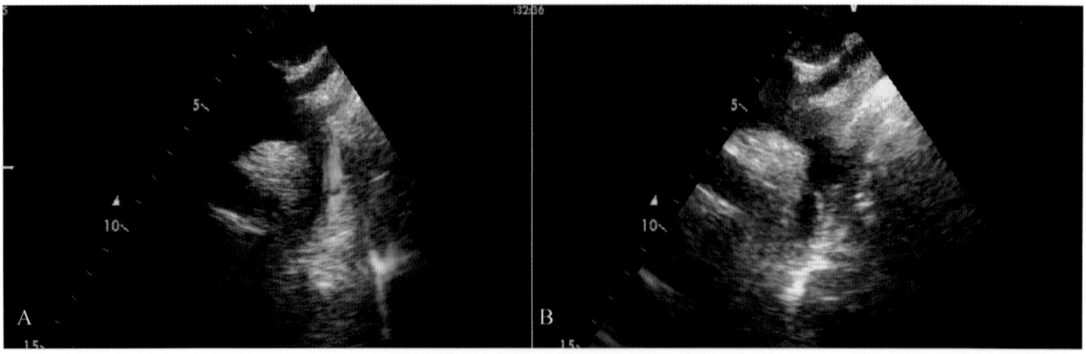

图 3-15 经股动脉途径封堵动脉导管，经胸超声心动图胸骨上窝切面显示导丝已到达降主动脉峡部（**A**），导丝经动脉导管进入肺动脉（**B**）

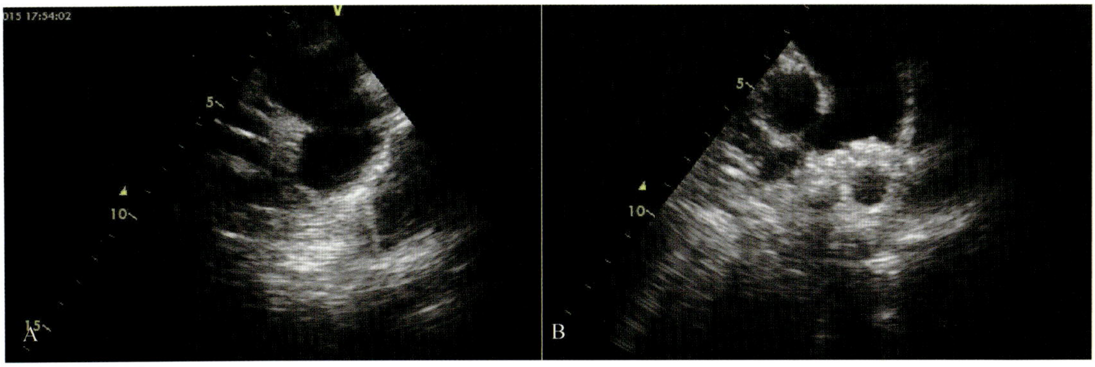

图 3-16 经皮封堵动脉导管，经胸超声心动图胸骨上窝切面显示封堵伞已到达动脉导管位置，主动脉侧封堵伞已张开（**A**），大动脉短轴切面显示封堵伞肺动脉侧完全张开，腰部卡在导管内，两侧伞面均完全张开，贴合紧密（**B**）

面反复确认。

三、超声心动图对动脉导管封堵术后随诊及并发症提示

动脉导管封堵术后早期需密切进行超声心动图随诊，主要观察点：

（1）封堵伞位置、形态：在大动脉短轴切面及胸骨上窝切面观察封堵伞是否仍在动脉导管的位置上，有无脱落，伞面是否贴合紧密，是否有移位。

（2）心包腔情况：有无心包积液及其程度。

（3）降主动脉或左肺动脉狭窄：通过二维超声心动图及 CDFI 检查降主动脉、左肺动脉管腔内径、血流通畅情况。如果降主动脉前向流速大于 2m/s，左肺动脉前向流速超过 1.5m/s，均考虑有狭窄可能。

（4）左心房室内径大小恢复情况。

第五节 超声心动图在室间隔缺损经皮介入治疗中的应用

一、室间隔缺损的术前超声诊断

1. 检查方法 常规系列切面，从多方位多切面探测不同的部位，多角度全方位地观察室间隔回声连续中断的部位。重点扫查左心室长轴、大动脉短轴、心尖五腔心切面等各切面。

2. 检查内容

（1）从多个切面观察室间隔回声连续中断的部位，并与超声伪像鉴别，测定缺损大小，显示缺损周边与三尖瓣、肺动脉瓣、主动脉瓣及室上嵴的关系，以便做出分型诊断。

（2）用彩色多普勒血流显像观察心室水平分流状态、分流方向，测量分流血流起始部的宽度，观察分流量的大小。

（3）用连续多普勒测量分流的速度与跨室间隔压差，以便评估右心室和肺动脉压力。

（4）观察双心室的大小，尤其是左心室大小，评价左心容量负荷状态。

（5）测量右心室流出道及肺动脉的内径、血流量等。

（6）确定有无其他的心内畸形并存。

3. 典型膜周部室间隔缺损的超声表现

（1）胸骨旁左心室长轴切面：显示左心室腔增大。

（2）胸骨旁大动脉短轴切面：可以显示主动脉瓣、右心室流出道、肺动脉瓣、肺动脉结构。探头角度稍向下移，可显示室间隔膜周部位连续性中断，彩色多普勒显示缺损部位在收缩期左心室向右心室有五彩镶嵌的高速分流（图 3-17）。将连续多普勒调整角度与分流方向平行后可测量分流速度，并计算分流压差，从而估算肺动脉压力。

（3）心尖五腔心切面：可显示左心室增大，靠近主动脉右冠瓣的室间隔膜周部可见回声中断（图 3-17）。此切面为测量缺损上缘与主动脉瓣距离的主要切面，并需要特别注意观察主动脉瓣有无脱垂和反流。

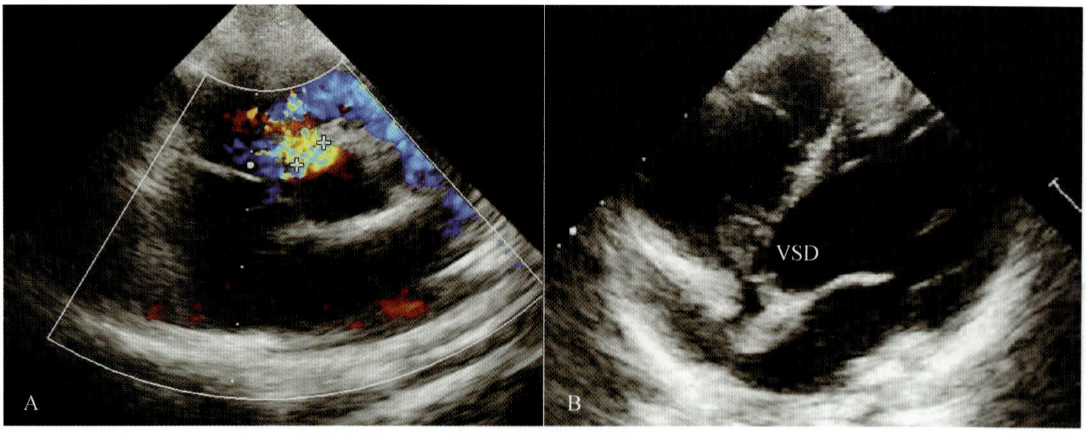

图 3-17 胸骨旁短轴切面彩色多普勒图像显示膜周部室间隔缺损（**A**）；心尖五腔心切面二维超声显示膜周部室间隔缺损（**B**）

二、室间隔缺损介入封堵术前超声筛选病例要点

室间隔缺损按缺损位置主要分为：膜周部室间隔缺损、漏斗部室间隔缺损、肌部室间隔缺损三类。

膜周部室间隔缺损最多见，也是经皮介入封堵治疗室间隔缺损的最佳适应证，术前超声主要观察缺损的数量、大小、形态、与主动脉瓣的距离（左心室长轴切面或心尖五腔心切面的最短距离），部分膜周部缺损呈瘤样向右心室面膨凸，或与三尖瓣隔叶粘连，需要观察瘤壁的构成，与三尖瓣的关系，瘤腔的大小形态，右心室面有效分流口的数量、大小和形态。传统上要求缺损距离主动脉瓣应超过 2mm，但随着偏心封堵器的应用，此条件可以适当放宽。

由于漏斗部室间隔缺损靠近主动脉瓣，故需警惕封堵器对主动脉瓣的影响，特别是较大的干下型室间隔缺损，缺损同时靠近主动脉瓣和肺动脉瓣，故对瓣膜的影响几乎难以避免，现有技术条件下不太适合进行封堵治疗。

肌部室间隔缺损封堵所用封堵器与膜周部型不同，除通过超声观察缺损大小、位置外，还要特别注意右心室面结构，靠近心尖和右心室游离壁反折处的缺损由于封堵所需导管折角太大也难以进行。

三、超声心动图监测室间隔缺损封堵

可根据实际情况选用经食管超声和经胸超声两种超声心动图方法，经食管超声优点是探头频率高，可避免胸廓畸形和肺气干扰，从而获得更清晰的监测图像，缺点是要进行经食管插管，患者有一定痛苦，清醒状态下的患者难以长时间耐受。而经胸超声操作简便，患者无痛苦，但部分患者平卧位胸前超声声窗不佳。建议根据患者手术时麻醉插管和胸前超声声窗图像清晰情况酌情选用。

目前经皮介入封堵治疗室间隔缺损主要有经股动脉和经颈静脉两种途径，超声监测引导时，前者导管路径是从升主动脉-主动脉瓣-左心室流出道-室间隔缺损-右心室，从而先释放右心室面封堵器进行封堵；后者是从上腔静脉-右心房-三尖瓣-右心室-室间隔缺损-左心室，从而先释放左心室面封堵器进行封堵。

1. 提供清晰超声图像，观察缺损位置。

2. 实时观察导管、导丝位置，尽可能提供导丝方向和导丝头端位置信息，由于二维超声为切面图像，故具体导丝方向和头端位置可能显示比较困难，需要仔细旋转调整探头角度，尽量给术者提供准确信息（图 3-18）。

3. 实时监测导管、导丝对心脏的影响，避免损伤主动脉瓣和三尖瓣结构，观察封堵器张开、合拢时对周边组织的影响，要注意多切面观察，避免封堵器对瓣膜和主动脉窦的强力磨损和挤压。

4. 观察是否真正夹住缺损周边组织（即封堵器两侧伞确实在缺损左右心室面）（图 3-19）。

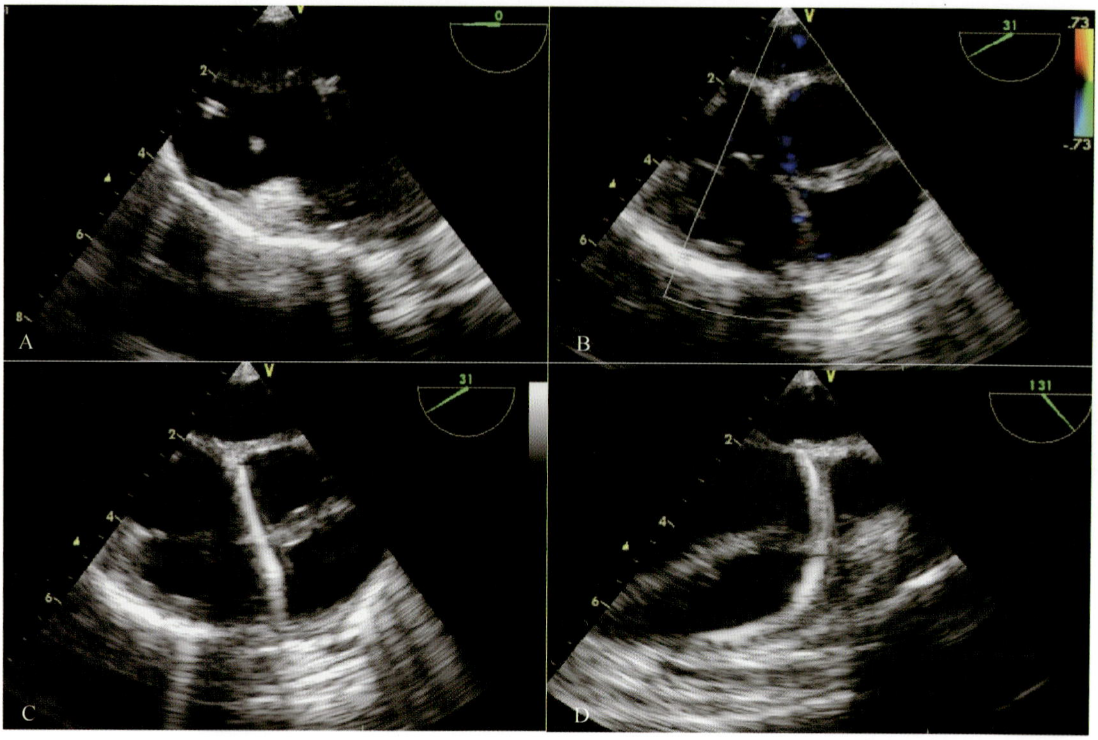

图 3-18 在食管超声引导下经颈静脉途径封堵室间隔缺损，食管中段 0°显示导丝在右心房，准备通过三尖瓣口（**A**）；食管中段 31°提示导丝进一步深入通过三尖瓣口进入右心室，准备穿过缺损（**B**）；导丝已穿过室间隔缺损进入左心室流出道（**C**）；食管中段约 130°左心室长轴切面显示导丝已穿过室间隔缺损进入左心室流出道（**D**）

5. 观察封堵器释放前和释放后有无残余分流，是否挤压主动脉瓣，主动脉瓣及三尖瓣有无反流。

6. 观察有无心包积液产生（提示损伤心房壁）。

四、超声心动图对室间隔缺损封堵术后随诊及并发症提示

经胸超声心动图因其准确、无创、简便、价廉等特点，故可在经皮介入封堵治疗室间隔缺损术后的随访中发挥重要作用，除常规观察房室大小，有无残余分流，封堵器位置形态以及有无心包积液以外，还要特别注意封堵器对瓣膜是否有影响及其所引起的主动脉瓣和三尖瓣的反流变化情况。

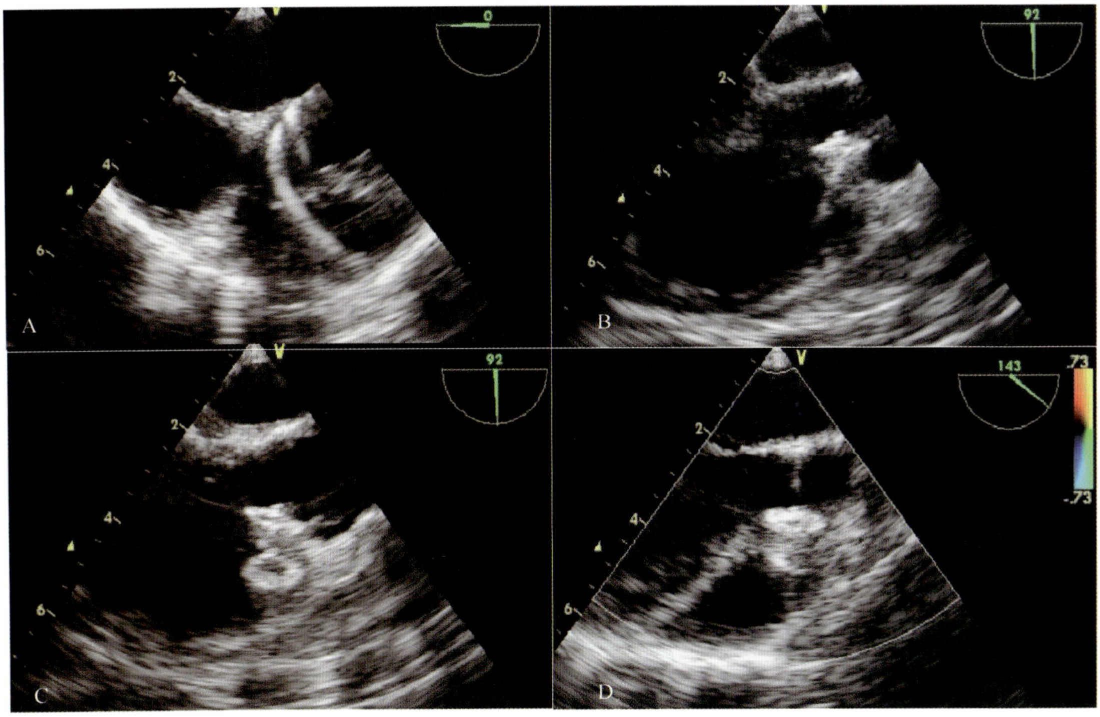

图 3-19 在经食管超声引导下经股静脉途径封堵室间隔缺损，食管中段 0°四腔心切面再次确认导丝已穿过缺损进入左心室流出道（**A**）；食管中段约 90°短轴切面显示封堵伞左心室面已释放（**B**），封堵伞右心室面正在张开（**C**）；食管中段约 140°显示封堵伞左、右心室面均完全释放，夹住缺损周边组织，彩色多普勒观察无残余分流后完成封堵器释放（**D**）

第四章

单纯超声引导经股静脉介入封堵治疗房间隔缺损

房间隔缺损（ASD）是常见的先天性心脏病之一，约占活产婴儿的 1.6‰，占所有先天性心脏病的 6% ～ 10%。女性多见，男女比例约 1：（2 ～ 3）。ASD 通常分为继发孔型 ASD（80%）、原发孔型 ASD（10%）及静脉窦型 ASD（10%），本章讲述可以经皮介入封堵治疗的继发孔型 ASD。

继发孔型 ASD 约 80% 可通过股静脉穿刺，将封堵器通过输送鞘管至房间隔缺损处进行封堵治疗，自 King 等 1976 年首次成功施行经皮 ASD 封堵术以来，随着器械的不断发展和介入技术的不断进步，特别是 Amplatzer ASD 封堵器的临床广泛应用，经皮 ASD 封堵术并发症已降至很低的水平，而且远期效果良好。

一、解剖特点

继发孔型 ASD 位置及直径差异较大，可从 2 ～ 3mm 至房间隔完全缺如，或者可呈筛孔样改变，通常根据缺损的部位，将继发孔型 ASD 分为以下四型：

1. 中央型　又称卵圆孔型，此型最常见，约占 75%。位于房间隔中心，其四周有完整的房间隔结构，冠状窦口位于缺损的前下方，大多数此型缺损可经皮封堵治疗。

2. 下腔静脉型　仅次于中央型，约占 15%。缺损一般较大，位于房间隔的后下方，和下腔静脉入口相延续，无房间隔边缘或仅存极少薄膜样房间隔组织，一般不可行经皮封堵治疗。

3. 上腔静脉型　又称静脉窦型，约占 4%。位于房间隔后上方，在上腔静脉与右心房连接处，该型常合并右上肺静脉异位引流，一般在体外循环下行补片修补。

4. 混合型　兼具上述两种及两种以上畸形，约占 6%。缺损巨大，占房间隔的大部分，一般在体外循环下行补片修补。

二、病理生理

正常情况下，左心室顺应性较右心室差，故左心房压力通常高于右心房压力约 5mmHg。因此心房水平的分流为左向右分流，其分流量的大小取决于 ASD 的大小及左、右心室的顺应性。较小的 ASD 分流量小，一般无明显症状及体征，偶尔在常规超声心动图体检时发现。如 ASD 较大，可使肺循环血量达到体循环血量的 1.5 倍以上，经过右心系统的血液增多，使右心房、右心室增大，肺动脉干增粗；相应的，左心房、左心室缩小，主动脉径缩小。大量的左向右分流使肺小动脉痉挛，随着年龄的增长，逐渐产生内膜增生和中层增厚，引起管腔狭窄及阻力增加，形成肺动脉高压，肺动脉压力的增加将减少左向右分流量并形成右心房、室壁肥厚。当右心系统压力增高到一定程度后，右心房的部分血流可分流入左心房，形成艾森门格综合征，临床上产生发绀症状，代表疾病已进展至晚期阶段。

三、适应证和禁忌证

（一）适应证

1. 年龄≥ 2 岁。

2. 缺损直径≥ 5mm，伴右心容量负荷增加的中央型房间隔缺损。

3. 缺损边缘至冠状静脉窦、上 / 下腔静脉及肺静脉的距离≥ 5mm，至房室瓣≥ 7mm。

4. 房间隔的直径＞所选用封堵伞左心房侧的直径。

（二）禁忌证

1. 原发孔型 ASD 及静脉窦型 ASD。

2. 心内膜炎及出血性疾患。

3. 封堵器安置处有血栓存在，导管插入处有静脉血栓形成。

4. 严重肺动脉高压导致右向左分流。

5. 伴有与 ASD 无关的严重心肌疾患或瓣膜疾病。

6. 近 1 个月内患感染性疾病，或感染性疾病未能控制者。

7. 合并需外科处理的其他心脏畸形。

四、术前准备

1. 实验室常规检查项目　血常规及血型，生化全套，凝血功能，肝炎等传染病项目，心电图，X 线胸片，超声心动图。

2. 术前备血，备皮，禁食、水，留置外周浅静脉通道。

3. 向患者及其家属交代手术方案、可能发生的风险及并发症，取得家属理解和同意，签署手术知情同意书后方可进行手术。

4. 器材准备

（1）封堵器：目前常用的封堵器为双面盘状结构，经国家食品药品管理局批准的国产封堵器有多种品牌及型号可供选择，以上海形状记忆有限公司产品为例，型号大小是根据封堵器腰部直径确定的，从 6mm 到 40mm，每一型号相差 2mm。

（2）动脉鞘：患儿体重≤ 12kg，准备 6F 上肢动脉鞘；患儿体重＞ 12kg，准备 7F 下肢动脉鞘。

（3）6F 多功能导管［cordis 公司，100cm，0.038 英寸（0.965mm）］。

（4）特硬导丝［Cook 公司 Lunderquist，260cm，0.038 英寸（0.965mm）］。

（5）输送鞘管：建议 6 ～ 12mm 封堵器使用 8F 输送鞘管，14 ～ 16mm 封堵器使用 9F 输送鞘管，18 ～ 24mm 封堵器使用 10F 输送鞘管，26 ～ 30mm 封堵器使用 12F 输送鞘管，32 ～ 40mm 封堵器使用 14F 输送鞘管。

五、手术方法

（一）单纯经胸超声引导经股静脉介入封堵治疗 ASD（图 4-1）

手术在普通心脏外科手术室进行，成人或可以配合的大龄患儿局部麻醉，婴幼儿行基础麻醉。测量右锁骨中线第 3 肋间至右股静脉穿刺点距离，并于术中在导管及导丝上标记。如果右侧股静脉穿刺失败，使用左侧股静脉时，测量右锁骨中线第 3 肋间至左股静脉穿刺点的直线距离，并予以标记。于患者脐部以下、膝盖以上消毒铺单。穿刺右侧

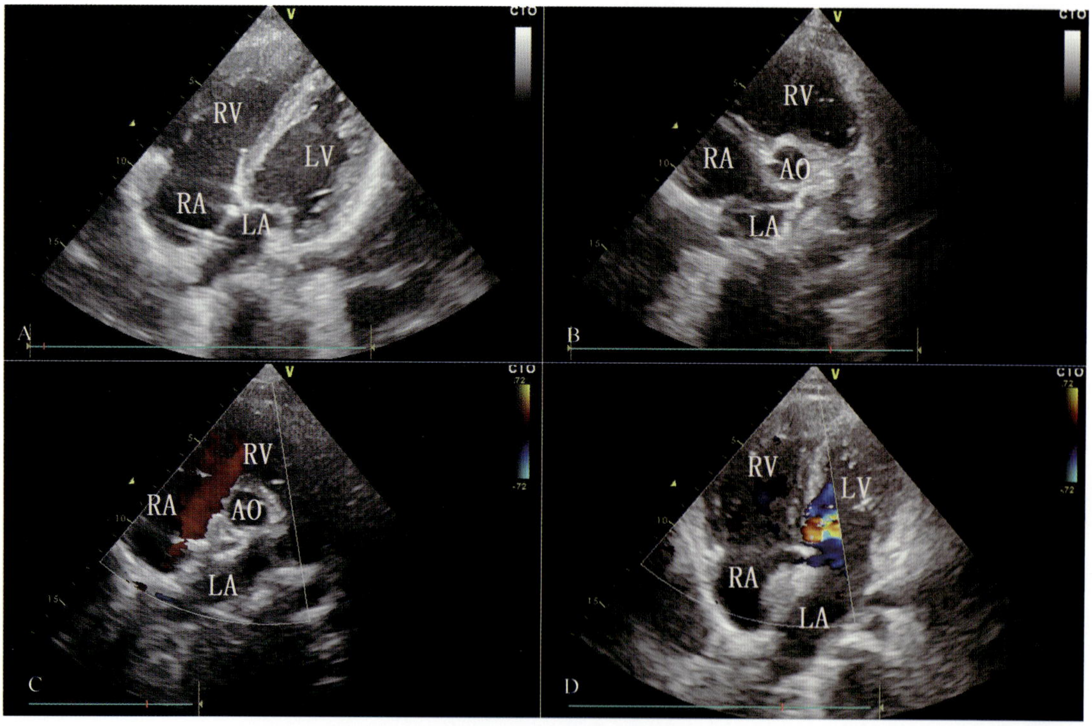

图 4-1 单纯经胸超声引导经股静脉介入封堵治疗 ASD。**A.** 输送鞘管通过房间隔缺损；**B.** 释放封堵器左心房侧伞盘；**C.** 封堵器双侧伞盘释放后形态；**D.** 封堵器完全释放后形态。LA：左心房；RA：右心房；LV：左心室；RV：右心室；AO：主动脉

股静脉，置入动脉鞘管，静脉注射肝素 80U/kg。经动脉鞘管送入 6F 多功能导管及特硬导丝，特硬导丝头部应伸出导管外 2 ～ 4cm，将导管及导丝一起向前推送，如有明显阻力，应该将导管及导丝退到动脉鞘口，固定导管，重新推送导丝后再次尝试通过，切忌暴力推送导管。导管及导丝插入体内到达工作距离后，退出导丝，轻轻顺时针旋转导管，超声于四腔切面即可发现导管。在超声引导下调整导管方向，将导管送过房间隔缺损进入左心房，必要时为了确认导管已经进入左心房，可以通过导管注射少量生理盐水，超声可在左心发现大量强回声。沿导管插入导丝，插入深度不能超过工作距离 5 ～ 7cm，同时必须严格超声监测，切勿插入过深损伤左心房。保留导丝，退出导管，同时标记导管插入的深度。退出动脉鞘管后，沿超硬导丝将输送鞘送至左心房，其送入体内深度与前述导管送入体内深度一致。退出导丝及输送鞘内芯的同时轻轻推送外鞘管，保持输送鞘管头端在左心房内的位置不变。按超声测量的 ASD 最大缺损直径加 4 ～ 6mm 选择封堵器，同时测量房间隔总长度，以便判断封堵器是否能充分展开，大 ASD 或缺损边缘较薄时封堵器直径可能增加 8 ～ 10mm。在超声监测下送入 ASD 封堵器进行封堵，安装及推送封堵器过程中要严格排气，推送时应将系统尾部浸没于生理盐水中，以免推送过程中因负压抽吸导致进气。封堵器安置成功后，超声在主动脉短轴切面、心尖四腔心切面和剑突下切面确认封堵器对二尖瓣、肺静脉及冠状静脉窦等周围组织无影响，位置及形态良好后释放封堵器。拔出长鞘、缝合穿刺点后压迫止血，加压绷带包扎。患者清醒后直接转回普通病房。

（二）单纯经食管超声引导经股静脉介入封堵治疗 ASD（图 4-2）

手术在普通心脏外科手术室进行，患者全身麻醉，气管插管，置入食管超声探头。测量右锁骨中线第 3 肋间至右股静脉穿刺点距离，并于术中在导管及导丝上标记。于患者脐部以下、膝盖以上消毒铺单。穿刺右侧股静脉，置入动脉鞘管，静脉注射肝素 80U/kg。经动脉鞘管送入 6F 多功能导管及特硬导丝，在超声引导下将导管及导丝送过 ASD，退出导管及动脉鞘管。注意由于受食管超声声场的限制，部分患者显露范围较小，于大动脉短轴切面引导较为方便。沿超硬导丝将输送鞘送至左心房，退出导丝及输送鞘内芯后，按超声测量的 ASD 最大缺损直径加 4 ～ 6mm 选择封堵器，同时测量房间隔总长度，以便判断封堵器是否能充分展开，大 ASD 或缺损边缘较薄时封堵器直径可能增加 8 ～ 10mm。在超声监测下送入 ASD 封堵器进行封堵，食管超声 90° 切面可以显示双心房切面，比经胸超声更能清晰显示封堵器的安放过程及形态。封堵器安置成功后，超声在主动脉短轴切面、四腔心切面确认封堵器对二尖瓣、主动脉窦等周围组织无影响，位置及形态良好后释放封堵器。拔出长鞘、缝合穿刺点后压迫止血，加压绷带包扎。术后于手术室或恢复室拔除气管插管，病情平稳后转回普通病房。

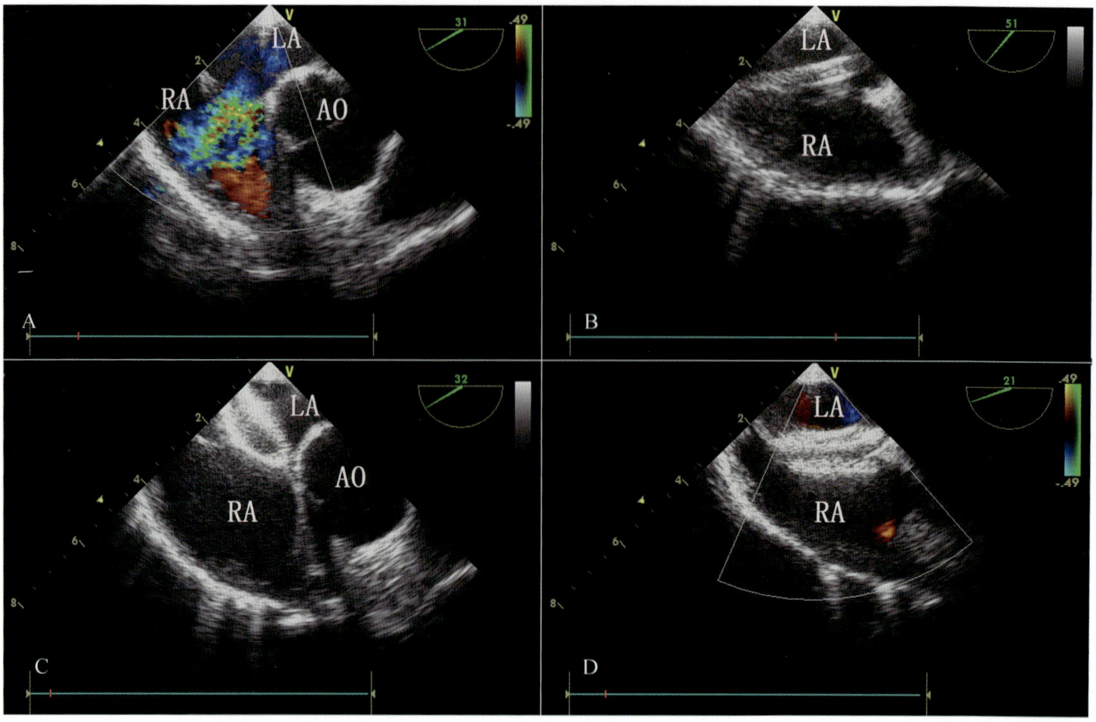

图 4-2 单纯经食管超声引导经股静脉介入封堵治疗 ASD。**A.** 房间隔缺损形态；**B.** 输送鞘管通过 ASD；**C.** 封堵器左心房侧伞盘释放后形态；**D.** 封堵器完全释放后形态。LA：左心房；RA：右心房；AO：主动脉

六、术后处理

术后穿刺点以沙袋加压压迫 4h，卧床 12h。静脉予抗生素 2 天预防感染，24h 予低分子肝素皮下注射抗凝，术后每日口服阿司匹林 3 ～ 5mg/kg，共半年。成人封堵器直径 30mm 以上者可加服氯吡格雷 75mg/d，有心房颤动者应该长期服用华法林。

七、术后并发症及处理

（一）非体外循环心脏外科手术并发症

如麻醉意外、切口感染等。

（二）封堵器移位、脱落

术中封堵器脱落多与推送时发生钢缆旋转、封堵器螺丝过松等因素有关；术后脱落多与 ASD 边缘薄软、短小或所选封堵器偏小有关。发生率约 0.24% ～ 1.44%，封堵器可脱落至左心房或右心房，较多脱落在右心房，而后可进入右心室或左心室，甚至肺循环或体循环。封堵器脱落后患者可出现心悸、胸闷或心律失常等表现。术前和术中超声心

动图的判断最为重要，若经胸超声声窗不清楚或缺损较大者，应采用经食管超声进一步明确缺损边缘情况。术中操作应规范、确切，选择适当的封堵器，尤其是下腔静脉缘残端薄而短者，释放封堵器前需要反复推拉封堵器，在大动脉短轴、心尖四腔心和剑突下切面反复确认封堵器的形态和位置是否有异常。如术中封堵器脱落，应立即行常规外科手术。

（三）残余分流

封堵器内早期可出现星点状分流，但不应出现呈束状的穿隔血流。一般左向右分流束直径＜ 1mm 为微量残余分流，1 ～ 2mm 为少量残余分流，2 ～ 4mm 为中量残余分流，＞ 4mm 为大量残余分流。即刻残余分流发生率为 6% ～ 40%，术后 72h 为 4% ～ 12%，而 3 个月之后残余分流发生率仅为 0.1% ～ 5%。临床发生残余分流多见于缺损为较细长的椭圆形，封堵器展开在其边缘未与缺损完全贴合而出现残余分流；或者缺损为多发孔或者筛孔状，在封堵了较大的缺损后，由于小的缺损未在封堵器覆盖范围内而形成残余分流。残余分流的处理原则是：①通过封堵器的内的残余分流，一般不需要处理，随着封堵器的内皮化，会自行闭合，但需注意观察有无溶血发生。②在封堵器覆盖范围以外部分发现束状的分流，且分流大于 5mm 应考虑再置入一枚封堵器，保证完全封堵；如缺损小于 5mm，可暂时不处理。

（四）心律失常

术中由于手术操作对心脏的刺激，常会发生各种心律失常，包括室上性心动过速、窦性心动过缓和室性早搏等，一般不需特殊处理，停止刺激后心律将恢复。封堵器置入后，其对房室结及其周围组织摩擦会造成暂时性水肿，可导致房室结功能障碍或减退，加上血流动力学变化对心脏组织电生理特性产生不良影响，患者可能会出现窦性心动过缓、房室传导阻滞、房性早搏或室性早搏等心律失常，发生率约为 2% ～ 4%。多数患者上述心律失常呈一过性，个别患者可持续数小时甚至更长时间。因此，ASD 封堵术后 3 个月内应注意避免剧烈活动，减少封堵器对周围组织的刺激。若出现传导阻滞，必要时可置入临时或永久起搏器治疗，部分患者取出封堵器后心律失常消失。

（五）头痛或偏头痛

其发生率约为 7%，疼痛的表现因人而异，有的伴恶心、呕吐、耳鸣、听力下降或肢体麻木；多发生于封堵器选择过大致其表面不能形成完整的内皮化，或为术后抗血小板治疗不够或存在阿司匹林抵抗，导致微小血栓形成并脱落、阻塞脑血管所致。故 ASD 介入治疗术后抗血小板治疗最少半年，并根据病情决定是否加用氯吡格雷加强抗血小板治疗或改用华法林抗凝治疗。

（六）封堵器侵蚀

为ASD封堵术严重并发症，发生率约0.1%～0.5%，如为主动脉-右心房瘘，患者可出现心脏连续性杂音；如封堵器侵蚀在心脏外，患者可有心包积液。其原因可能为缺损残端较短而封堵器偏大，置入的封堵器与主动脉和心房壁摩擦引起，故应严格掌握适应证，对缺损较大、残端较短者不必强行置入封堵器。一旦出现上述并发症，通常应外科手术取出封堵器并行相应治疗。

（七）出血或血栓栓塞

为抗凝相关并发症，出血包括胃肠道及颅内出血；左心房的封堵器表面形成血栓，可引起全身的血栓栓塞，如外周动脉栓塞、视网膜动脉栓塞等。国内报道血栓栓塞并发症的发生率较低，术中和术后应用肝素及抗血小板药物抗凝，可减少血栓栓塞并发症。对直径较大ASD，封堵术后6个月内应加强超声随访，以便及时发现封堵器表面血栓。一旦发现血栓，应加强抗凝治疗，如血栓移动度较大，有发生脱落危险者，应考虑行外科治疗。而血栓形成多发生在左心房的封堵器表面，可引起全身的血栓栓塞，如外周动脉栓塞、视网膜动脉栓塞等。围术期应合理应用肝素及抗血小板药物，根据患者的情况个体化治疗。如发生出血相关表现，应停用抗凝药物并进行对症处理。

（八）溶血

此并发症罕见，多为置入大型封堵器后，血细胞在封堵器内流动致其破坏所引起。如发现尿液呈茶色或出现进行性贫血，应停用阿司匹林等抗血小板药物，促进封堵器表面血栓形成，给予大剂量激素稳定细胞膜，减少细胞碎裂。

八、病例演示

病例1　典型ASD患者在单纯经胸超声引导下经股静脉介入封堵治疗ASD（视频4-1）

患者，男，17岁，54kg，四肢血氧饱和度（SPO_2）99%。因查体发现心脏杂音1年入院。患者1年前因常规体检发现心脏杂音。儿时易感冒，平素活动后易疲乏，无发绀。行心电图检查未见明显异常。X线胸片显示肺血多型先天性心脏病，ASD可能性大。心脏超声检查提示：先天性心脏病：ASD（8mm，中央型），各边缘均大于7mm。左心室舒张末径45mm，射血分数65%。

分析：患者年龄17岁，术中可以配合操作，术前经胸超声显示声窗好，ASD 8mm，且ASD各边缘好，是经皮介入封堵的最佳适应证，故拟行局部麻醉下单纯经胸超声引导经股静脉介入封堵治疗ASD。

术中过程：手术在普通心脏外科手术室进行，局部麻醉。测量右锁骨中线第3肋间至右股静脉穿刺点距离，并在导管及导丝上标记。于患者脐部以下、膝盖以上消毒铺单。穿刺右侧股静脉，置入动脉鞘管，静脉注射肝素 80U/kg。经动脉鞘管送入 6F 多功能导管及特硬导丝，在超声引导下将导管及导丝送过 ASD，退出导管及动脉鞘管。沿超硬导丝将 9F 输送鞘送至左心房，退出导丝及输送鞘内芯后，在超声监测下送入 15mm ASD 封堵器进行封堵。封堵器安置成功后，超声在主动脉短轴切面、心尖四腔心切面和剑突下切面确认封堵器对二尖瓣、肺静脉及冠状静脉窦等周围组织无影响，位置及形态良好后释放封堵器。拔出长鞘、缝合穿刺点后压迫止血，加压绷带包扎。患者术后直接转回普通病房。

↑扫描收看视频 4-1

病例 2 卵圆孔未闭患者在单纯经食管超声引导下经股静脉介入封堵治疗（视频 4-2）

患者，女，32 岁，68kg，四肢 SPO_2 100%。因偏头痛 2 年入院。患者 2 年前无明显诱因出现偏头痛，无发绀及晕厥。行心电图检查示：窦性心律，右心房、右心室增大。X 线胸片未见明显异常。经胸超声检查提示：静息状态下心内结构未见明显异常。经食管超声检查提示：先天性心脏病，卵圆孔未闭。行发泡试验结果阳性。

分析：患者为中年女性，因体重较大，声窗较差，静息状态下经胸超声未见明显分流，为保证术中操作确切，且需明确卵圆孔未闭位置，故拟行全麻气管插管下单纯经食管超声引导下经股静脉介入封堵治疗卵圆孔未闭。

术中过程：手术在普通心脏外科手术室进行，患者全身麻醉，气管插管，置入经食管超声探头，测量卵圆孔未闭约 3mm，边缘稍软，但符合经皮介入指征。测量右锁骨中线第 3 肋间至右股静脉穿刺点距离，并于术中在导管及导丝上标记。于患者脐部以下、膝盖以上消毒铺单。穿刺右侧股静脉，置入动脉鞘管，静脉注射肝素 80U/kg。经动脉鞘管送入 6F 多功能导管及特硬导丝，在超声引导下将导管及导丝送过未闭卵圆孔，退出导管及动脉鞘管。沿超硬导丝将 10F 输送鞘送至左心房，退出导丝及输送鞘内芯后，在超声监测下送入 16mm ASD 封堵器进行封堵。封堵器安置成功后，超声在主动脉短轴切面、四腔心切面确认封堵器对二尖瓣、主动脉窦等周围组织无影响，位置及形态良好后释放封堵器。拔出长鞘、缝合穿刺点后压迫止血，加压绷带包扎。术后于恢复室拔除气管插管，患者清醒后转回普通病房。

↑扫描收看视频 4-2 ↑

病例 3 主动脉侧边缘不足的大型 ASD 患者在单纯经胸超声引导下经股静脉介入封堵治疗（视频 4-3）

患者，男，3.5 岁，15kg，四肢 SPO_2 99%。因查体发现心脏缺损 2 年入院。患者 2 年前因感冒后查体发现心脏缺损。平常易感冒，无发绀及晕厥。行心电图示：窦性心律，右心房、右心室增大，不完全性右束支传导阻滞。X 线胸片显示右心房、右心室增大，肺血多，肺动脉段突出，ASD 可能性大。心脏超声检查提示：先天性心脏病：ASD（13mm，中央型），主动脉侧无边缘，余各边缘均大于 7mm。左心室舒张末径 30mm，射血分数 63%。

分析：患者术前经胸超声显示声窗较好，ASD 13mm，主动脉侧无边缘，余各边缘均大于 7mm，有经皮介入封堵指征。由于缺损较大且主动脉侧无边缘，需准备可调弯鞘管。

术中过程：手术在普通心脏外科手术室进行，基础麻醉。测量右锁骨中线第 3 肋间至右股静脉穿刺点距离，并在导管及导丝上标记。于患者脐部以下、膝盖以上消毒铺单。穿刺右侧股静脉，置入动脉鞘管，静脉注射肝素 80U/kg。经动脉鞘管送入 6F 多功能导管及特硬导丝，在超声引导下将导管及导丝送过 ASD，退出导管及动脉鞘管。沿超硬导丝将 10F 输送鞘送至左心房，退出导丝及输送鞘内芯后，在超声监测下送入 18mm ASD 封堵器进行封堵。但在常规方法放置封堵器过程中，封堵器反复脱入右心房内，故使用肺静脉释放法，封堵器安置成功后，超声在主动脉短轴切面、心尖四腔心切面和剑突下切面确认封堵器对二尖瓣、肺静脉及冠状静脉窦等周围组织无影响，位置及形态良好后释放封堵器。拔出长鞘、缝合穿刺点后压迫止血，加压绷带包扎。患者清醒后直接转回普通病房。

↑扫描收看视频 4-3 ↑

病例 4　多发性 ASD 患者在单纯经胸超声引导下经股静脉介入封堵治疗（视频 4-4）

患者，女，45 岁，58kg，四肢 SPO_2 99%。因查体发现心脏杂音 1 年入院。患者 1 年前因常规查体发现心脏杂音。平时不易感冒，无明显活动后气促等表现，无发绀及晕厥。行心电图示：窦性心律，右心房、右心室增大。胸部 X 线片显示右心房、右心室增大，肺血多，ASD 可能性大。心脏超声检查提示：先天性心脏病，ASD（中央型多发孔），16mm×10mm 范围内房间隔软，有多个分流口，最大约 7mm。左心室舒张末径 41mm，射血分数 62%。

分析：患者 ASD 有多个分流口，房间隔边软，形成膨出瘤，需尽量从房间隔中部的缺损进行封堵，但多发孔患者封堵可能会存在残余分流，需向患者及家属解释病情，拟先行局部麻醉下单纯经胸超声引导经股静脉介入封堵治疗 ASD。如果残余分流较大或者患者缺损条件不适合封堵治疗，需做常规外科手术准备。

术中过程：手术在普通心脏外科手术室进行，穿刺点局部麻醉。测量右锁骨中线第 3 肋间至右股静脉穿刺点距离，并在导管及导丝上标记。于患者脐部以下、膝盖以上消毒铺单。穿刺右侧股静脉，置入动脉鞘管，静脉注射肝素 80U/kg。经动脉鞘管送入 6F 多功能导管及特硬导丝，在超声引导下将导管及导丝送过房间隔中部的 ASD，退出导管及动脉鞘管。沿超硬导丝将 12F 输送鞘送至左心房，退出导丝及输送鞘内芯后，在超声监测下送入 26mm ASD 封堵器进行封堵。封堵器位置歪斜，且没有覆盖主动脉侧膨出瘤。故撤出封堵器，在超声引导下将输送鞘置于稍靠近主动脉侧的 ASD，并且更换为 28mm 封堵器再次释放，封堵器位置、形态良好，封堵器释放后残余分流消失，房间隔软边被封堵器覆盖，且对二尖瓣、肺静脉及冠状静脉窦等周围组织无影响。拔出长鞘、缝合穿刺点后压迫止血，加压绷带包扎。患者术后直接转回普通病房。

↑扫描收看视频 4-4 ↑

病例 5 房间隔膨出瘤合并 ASD 患者在单纯经胸超声引导下经股静脉介入封堵治疗（视频 4-5）

患者，男，3 岁，13kg，四肢 SPO_2 100%。因查体发现缺损 6 个月入院，患者 6 个月前因感冒在外院行超声检查发现 ASD，平时尚不易感冒，无明显活动后气促等表现，无发绀及晕厥。行心电图示：窦性心律。X 线胸片未见明显异常。心脏超声检查提示：先天性心脏病，ASD（3mm），房间隔膨出瘤（范围约 11mm）。左心室舒张末径 28mm，射血分数 68%。

分析：患者虽然心房水平分流不大，但合并膨出瘤，且符合介入治疗条件，故拟行基础麻醉下单纯经胸超声引导下经股静脉介入封堵治疗，需做常规外科手术准备。

术中过程：手术在普通心脏外科手术室进行，基础麻醉。测量右锁骨中线第 3 肋间至右股静脉穿刺点距离，并在导管及导丝上标记。于患者脐部以下、膝盖以上消毒铺单。穿刺右侧股静脉，置入动脉鞘管，静脉注射肝素 80U/kg。经动脉鞘管送入 6F 多功能导管及特硬导丝，在超声引导下将导管及导丝送过 ASD，退出导管及动脉鞘管。沿超硬导丝将 9F 输送鞘送至左心房，退出导丝及输送鞘内芯后，在超声监测下送入 15mm ASD 封堵器进行封堵。封堵器位置、形态良好，房间隔膨出瘤基本被封堵器覆盖，且对二尖瓣、肺静脉及冠状静脉窦等周围组织无影响。拔出长鞘、缝合穿刺点后压迫止血，加压绷带包扎。患者术后清醒后直接转回普通病房。

↑扫描收看视频 4-5 ↑

参考文献

[1] 潘湘斌，逢坤静，胡盛寿，等 . 经食管超声心动图引导下介入治疗房间隔缺损幼儿的有效性和安全性 . 中华心血管病杂志，2013，41（9）：744-746.

[2] 潘湘斌，李守军，胡盛寿，等 . 经胸超声心动图引导房间隔缺损封堵术的可行性 . 中华心血管病杂志，2014，42（9）：744-747.

[3] Pan X. B., Ou-Yang W. B., Pang K. J., et al. Percutaneous closure of atrial septal defects under transthoracic echocardiography guidance without fluoroscopy

or intubation in children. J Interv Cardiol，2015，28（4）：390-395.

［4］Ewert P，Berger F，Daehnert I，et al. Transcatheter closure of atrial septal defects without fluoroscopy：feasibility of a new method. Circulation，2000，101（8）：847-849.

第五章

单纯超声引导经颈静脉介入封堵治疗房间隔缺损

经股静脉介入封堵是治疗继发孔中央型房间隔缺损（ASD）的首选方法。该技术无需开胸及体外循环，特别是随着单纯超声引导下经股静脉介入封堵 ASD 技术逐渐开展并成熟，已经实现了“不开刀，不使用放射线”治疗 ASD。但是，年幼患者股静脉纤细，限制了该技术的临床应用。由于年幼患儿的颈静脉直径比股静脉粗，所以经颈静脉途径进行 ASD 封堵可以克服年龄及体重的限制。本章将介绍单纯超声引导经颈静脉介入封堵治疗 ASD 的技术及方法。

一、适应证和禁忌证

（一）适应证

（1）年龄≥ 3 个月，3kg ≤体重≤ 10kg。

（2）缺损直径≥ 5mm，伴右心容量负荷增加的中央型房间隔缺损。

（3）缺损边缘至冠状静脉窦、上 / 下腔静脉及肺静脉的距离≥ 5mm，至房室瓣≥ 7mm。

（4）房间隔的直径＞所选用封堵伞左心房侧的直径。

（5）合并解剖异常的 ASD，如合并下腔静脉缺如、下腔静脉滤器置入术后等。

（二）禁忌证

（1）原发孔型 ASD 及静脉窦型 ASD。

（2）心内膜炎及出血性疾患。

（3）封堵器安置处有血栓存在，导管插入处有静脉血栓形成。

（4）严重肺动脉高压导致右向左分流。

（5）伴有与 ASD 无关的严重心肌疾患或瓣膜疾病。

（6）近 1 个月内患感染性疾病，或感染性疾病未能控制者。

（7）合并需外科处理的其他心脏畸形。

（三）患者选择

与经股静脉途径相比，经颈静脉途径穿刺风险大、手术台头侧操作空间小，而且无菌单覆盖患者头颈部，患者必须气管插管以保障气道安全，所以无论超声引导还是传统放射线引导，目前介入治疗均以股静脉为主要途径。由于10kg以上的患儿可以经股静脉使用10～12F的鞘管，所以经颈静脉途径仅用于体重偏小或增长缓慢、房间隔缺损较大、患者不能等待的病例。

二、手术方法（图5-1）

手术在普通心脏外科手术室进行，患者全身麻醉，气管插管，置入经食管超声探头。测量穿刺点到右侧第3肋间的距离，标记为工作距离并于术中在导管及导丝上标记。于唇部以下、乳头以上消毒铺单。穿刺右侧颈静脉，置入6F动脉鞘管，静脉注射肝素80U/kg。经动脉鞘管送入6F多功能导管及特硬导丝，在超声引导下将导管及导丝送过ASD，如果多功能导管通过房间隔缺损困难，可以适当修剪猪尾导管，利用其弧度引导导丝通过房间隔缺损。导丝通过房间隔缺损后退出导管及动脉鞘管，保留导丝于左心房内。沿超硬导丝将45°弯头的输送鞘送至左心房，退出导丝及输送鞘

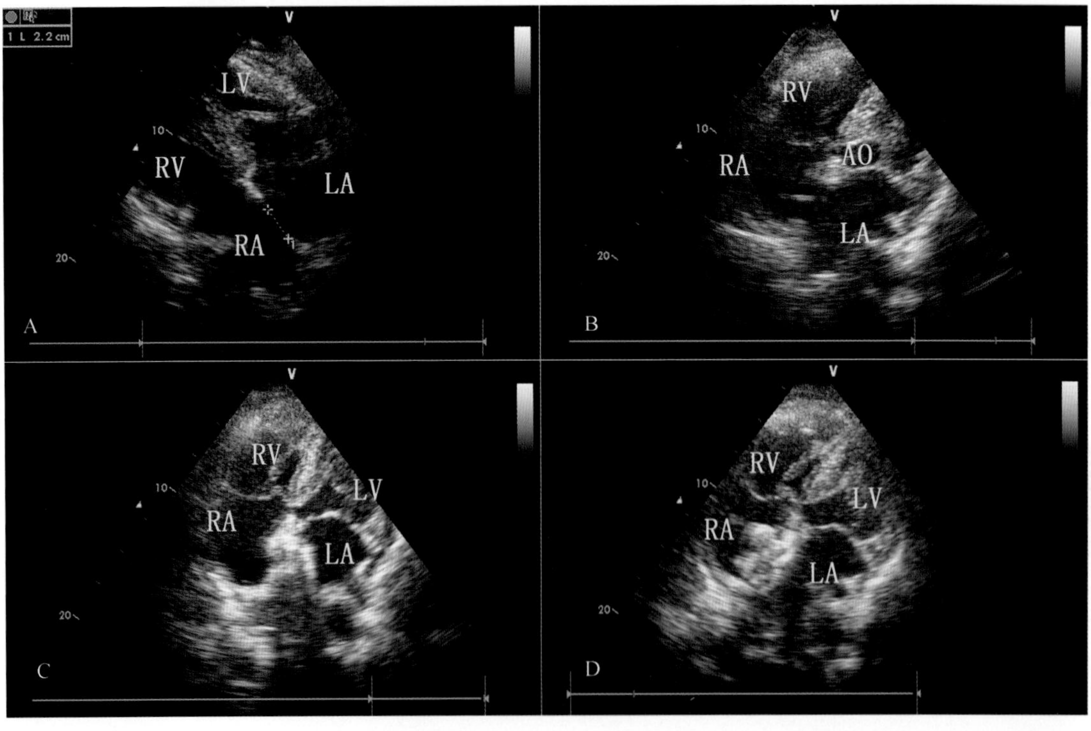

图5-1 单纯超声引导经颈静脉介入封堵治疗ASD。**A.** ASD术前形态；**B.** 导管通过ASD；**C.** 封堵器双侧伞盘释放后形态；**D.** 封堵器完全释放后形态。LA：左心房；RA：右心房；LV：左心室；RV：右心室；AO：主动脉

内芯后，在超声监测下送入 ASD 封堵器进行封堵。封堵器安置成功后，超声确认封堵器对周围组织无影响、位置及形态良好后释放封堵器。拔出长鞘、缝合穿刺点后压迫止血，加压绷带包扎。术后于手术室或恢复室拔除气管插管，病情平稳后转回普通病房。

部分病例可以使用调弯鞘管进行经颈静脉封堵。可调弯鞘管的头部可以在操纵器的控制下，以 0°～90°弯曲改变导管开口方向，早期主要应用于主动脉腔内治疗，鞘管长度 100～150cm，由于经颈静脉插入体内时，手术床头部空间较腿部空间短，所以长鞘管操作不便，目前已经有长度 30～50cm 的短型可调弯鞘应用于临床。将可调弯鞘沿短导丝经颈静脉插入体内，深度达到工作距离后，退出导丝及扩张器，此时导管应位于右心房中部，轻轻顺时针旋转鞘管尾部的操纵器，使导管头部逐渐弯曲，并再轻轻转动鞘管，使超声能够辨认鞘管弯曲的方向，调整鞘管深度及弯度，使其通过房间隔缺损，沿该鞘管送入封堵器进行封堵。封堵器安置成功后，超声确认封堵器对周围组织无影响、位置及形态良好后释放封堵器。旋转操纵器，使可调弯鞘头部伸直，拔出该鞘管、缝合穿刺点后压迫止血，加压绷带包扎。

三、术后处理

术后穿刺点绷带加压压迫 4h，卧床 12h。静脉予抗生素 2 天预防感染，24h 予低分子肝素皮下注射抗凝，术后每日口服阿司匹林 3～5mg/kg 半年。

四、手术并发症及处理

（一）非体外循环心脏外科手术并发症、封堵器脱落及移位、残余分流、心律失常等并发症

同单纯超声引导下经股静脉介入封堵治疗房间隔缺损。

（二）穿刺部位血肿

由于静脉系统压力较低，一般情况下不会出现血肿，发生血肿多为穿刺到动脉，压迫止血不当所致。颈部组织疏松，按压困难，且出现血肿后不易压迫止血，故应注意预防。首先，刚开展该技术时可由操作熟练的麻醉医生使用 20 号套管针在手术前完成颈静脉穿刺；其次，尽量选择小的鞘管进行操作；最后，在鞘管拔除后对穿刺点可进行“8”字缝合并压迫足够时间。一般小的血肿可不用特殊处理，能够自行吸收；较大的血肿应立即压迫穿刺处并挤出淤血。应该严格掌握使用可调弯鞘管的指征，因为可调弯鞘管为能调整弯度而设计了特殊的环形钢丝，所以可调弯鞘管的管壁较粗，其外径远远大于内径，增加血管损伤、血肿的风险，也抵消了颈静脉比股静脉粗的优势。

（三）心律失常

从颈静脉途径进行操作时，导管导丝进入右心房后，其方向直接朝向三尖瓣及 Koch 三角区，端孔导管容易刺激房室结造成严重房室传导阻滞，亦有损伤三尖瓣腱索的风险。使用可调弯鞘时尤其需要注意该风险，因为此类鞘管直径粗，管体僵硬，调整鞘管头部弯度时尤其容易损伤房室结及三尖瓣。推荐使用猪尾导管进行心内操作，其头部为呈弧度弯曲，而且导管相对柔软，遇到障碍时可以弯曲，不会出现戳伤。

五、病例演示

病例 单纯经胸超声引导下经颈静脉介入封堵治疗幼儿 ASD（视频 5-1）

患者，女，1.8 岁，9kg，四肢 SPO_2 100%。因查体发现心脏缺损 1 年入院。平时易感冒，生长发育偏差，无发绀。行心电图检查示窦性心律，右心房、右心室增大。X 线胸片显示肺血多型先天性心脏病，ASD 可能性大。心脏超声检查提示：先天性心脏病，ASD（9mm，中央型），主动脉侧边缘短，其对侧房后壁边缘 6mm，上下腔边缘好，都大于 7mm。左心室舒张末径 23mm，射血分数 67%。

分析：患者年龄 1.8 岁，体重 9kg，缺损 9mm，各边缘情况适合行经皮介入封堵，可能选择 15mm 左右的封堵器，可能需要使用 10F 输送鞘管，造成股静脉血管并发症发生率大，故拟行全麻单纯经食管超声引导下经颈静脉介入封堵治疗 ASD。

术中过程：手术在普通心脏外科手术室进行，患者全身麻醉，气管插管，置入经食管超声探头。测量穿刺点到右侧第 3 肋间的距离，并于术中在导管及导丝上标记。于唇部以下、乳头以上消毒铺单。穿刺右侧颈静脉，置入 6F 动脉鞘管，静脉注射肝素 80U/kg。经动脉鞘管送入 6F 多功能导管及导丝，在超声引导下将导管及导丝送过 ASD，退出导管及动脉鞘管。沿导丝将 9F 输送鞘送至左心房，退出导丝及输送鞘内芯后，在超声监测下送入 14mm ASD 封堵器进行封堵。封堵器安置成功后，超声确认封堵器对周围组织无影响、位置及形态良好后释放封堵器。拔出长鞘、缝合穿刺点后压迫止血，加压绷带包扎。术后于手术室拔除气管插管，病情平稳后转回普通病房。

↑扫描收看视频 5-1 ↑

参考文献

[1] Seshagiri RD，Patnaik AN，Srinivas B. Percutaneous closure of atrial septal defect via transjugular approach with Blockaid device in a patient with interrupted inferior vena cava. Cardiovasc Interv Ther，2013，28（1）：63-65.

[2] Xu B，Zaman S，Harper R. Successful closure of a large secundum atrial septal defect via the transjugular approach after failed transfemoral approach. Int J Cardiol，2015，186：322-324.

[3] Sullebarger JT, Sayad D, Gerber L, et al. Percutaneous closure of atrial septal defect via transjugular approach with the Amplatzer septal occluder after unsuccessful attempt using the CardioSEAL device. Catheter Cardiovasc Interv, 2004, 62（2）: 262-265.

第六章

单纯超声引导经股静脉介入治疗肺动脉瓣狭窄

肺动脉瓣狭窄（pulmonary valve stenosis，PS）约占先天性心脏病总数的 8% ～ 10%，发病率在我国先天性心脏病中居第四位。

一、解剖特点

正常肺动脉瓣叶为三个半月瓣，瓣叶交界处完全分离，肺动脉瓣环与右心室漏斗部肌肉相连接。

（一）典型肺动脉瓣狭窄

患者肺动脉瓣叶结构完整，三个瓣叶游离缘呈鱼嘴状，瓣口多位于中央，偶偏于一侧。瓣叶可缩短、增厚和僵硬。有时仅有两瓣，瓣叶活动良好呈圆顶状。如肺动脉瓣间无交界，肺动脉瓣则变为中心穿孔的隔膜，即肺动脉瓣单瓣化畸形。肺动脉瓣环发育正常，肺动脉干呈狭窄后扩张，但扩张程度与狭窄的严重性并不成比例。

（二）发育不良型肺动脉瓣狭窄

约占肺动脉瓣狭窄患者的 10%，肺动脉瓣叶形态不规则且明显增厚或呈结节状，瓣叶间无粘连，瓣叶启闭不灵活，瓣叶发育不良，肺动脉干轻度扩张或不扩张，此症常有家族史。

本病的继发性改变为右心室向心性肥厚，心肌缺血性改变，三尖瓣亦可增厚，少数伴有左心室肥厚，右心房继发增大，卵圆孔开放或伴房间隔缺损。

二、病理生理

肺动脉瓣狭窄导致右心室压力增高。肺动脉瓣严重狭窄患者右心室压力增高明显，心排血量下降，可出现周围性发绀和晕厥。由于合并房间隔缺损或卵圆孔未闭，右心房压力增高，心房水平右向左分流，患者可出现中心性发绀和缺氧表现。长期过度的右心室后负荷增大，右心室向心性增厚、扩大，心内膜下缺血和心肌劳损，导致右心衰竭。

肺动脉瓣狭窄时，右心室与肺动脉间存在不同程度压力差，产生喷射性涡流，引起肺动脉干狭窄后扩张。右心室与肺动脉间的压力阶差取决于肺动脉瓣口的狭窄程度。右心室与肺动脉之间的压力阶差超过 20mmHg 即可诊断为肺动脉瓣狭窄，根据右心室与肺动脉压差，将其分为三种类型（表 6-1）。

表 6-1 肺动脉瓣狭窄分型

	轻度	中度	重度
右心室-肺动脉压差（mmHg）	＜ 50	50 ～ 79	≥ 80

三、适应证和禁忌证

（一）明确适应证

（1）典型肺动脉瓣狭窄，心排血量正常时跨肺动脉瓣压差≥ 50mmHg。

（2）跨肺动脉瓣压差≥ 30mmHg，同时合并劳力性呼吸困难、晕厥或先兆晕厥等症状。

（二）相对适应证

（1）重症肺动脉瓣狭窄伴心房水平右向左分流。

（2）轻、中度发育不良型肺动脉瓣狭窄。

（3）婴幼儿复杂先天性心脏病伴肺动脉瓣狭窄，暂不能进行根治术，应用经胸骨下段小切口 PS 球囊扩张术进行姑息治疗，缓解发绀。

（4）室间隔完整的肺动脉瓣膜性闭锁，右心室发育正常或轻度发育不良。

（5）重症肺动脉瓣狭窄伴左心室腔小及左心室功能低下，可行逐步分次球囊扩张术。

（三）禁忌证

（1）肺动脉瓣下漏斗部狭窄。

（2）肺动脉瓣狭窄伴先天性瓣下狭窄。

（3）肺动脉瓣狭窄伴瓣上狭窄。

（4）重度发育不良型肺动脉瓣狭窄。

（5）婴儿极重型肺动脉瓣狭窄合并重度右心室发育不良或右心衰竭。

（6）极重度肺动脉瓣狭窄或室间隔完整的肺动脉瓣闭锁合并右心室依赖性冠状动脉循环。

（7）对于危重患儿，年龄、体重均不是绝对禁忌证。

四、术前准备

1. 术前应做超声心动图、X 线胸片、心电图及常规血化验等辅助检查，结合病史和辅助检查等明确诊断，注意有无合并畸形。超声心动图是最为重要的检查。胸骨旁长轴、短轴及剑突下切面可有效分析肺动脉瓣叶的情况；应常规测量肺动脉瓣环，可判断是否存在瓣环发育不良，同时有助于选择球囊直径。通过改良的 Bernoulli 公式可计算跨瓣压差：$\Delta P = 4V^2$。ΔP 为压力阶差，V 指肺动脉内测得的多普勒流速峰值。

2. 在极重度狭窄、发绀明显或严重低氧血症合并代谢性酸中毒患者应当给予前列腺素 E1［0.1 ～ 0.4μg/（kg · min）］，增加肺血流，改善缺氧，纠正酸中毒。

3. 伴心力衰竭者，应有效控制心力衰竭，改善心功能。

4. 介入器材的选择

（1）球囊大小：通常选择球囊 / 瓣环的比值为 1.2 ～ 1.4，瓣膜狭窄严重者，其比值可偏小，瓣膜发育不良者选择的球 / 瓣比值偏大，选择 1.4 ～ 1.5 倍的球囊可以获得良好的效果。

（2）球囊长度：新生儿及小婴儿宜选择长度为 20mm 的球囊。儿童使用 30mm 长度的球囊。青年及成人使用 40mm 长度的球囊。

5. 知情同意　因长期预后的资料尚有限，部分患者远期有再狭窄的风险，应常规签署书面手术知情同意书，向患者及其家属或监护人交代治疗中可能发生的危险及并发症，取得家属同意后方可进行手术。

五、手术方法及经验

1. 患者在术前均行经胸超声心动图检查，测量肺动脉瓣压差。

2. 患者取仰卧位，经胸超声图像清晰者，可行局部麻醉，不配合的婴幼儿行基础麻醉；经胸超声图像不清楚，拟行经食管超声引导的患者，予以常规麻醉，气管插管。图 6-1 示经胸超声引导图像；图 6-2 示经食管超声引导图像。

3. 标记工作距离　我们在术前先测量胸骨右缘第 3 肋间至右侧股静脉穿刺点的距离，并在导管上标记相应距离，当导管进入体内达到该距离后，即可旋转导管，方便超声探查导管在右心房内的位置。

4. 穿刺右侧股静脉，置入动脉鞘（患者体重≤ 12kg，使用 6F 上肢动脉鞘；患者体重＞ 12kg，使用 7F 下肢动脉鞘）。经动脉鞘注入肝素 80 ～ 100U/kg。

5. 经动脉鞘送入 6F 多功能导管及导丝。导丝头部应伸出导管外 2 ～ 4cm，将导管及导丝一起向前推送，切忌暴力推送导管。导管及导丝插入体内达到工作距离后，退出导丝，轻轻顺时针旋转导管，超声于四腔切面即可发现导管。在超声心动图引导下，调整导管方向，使其通过三尖瓣进入右心室。测量右心室压力后，于大动脉短轴切面调整导管方向，使其朝向右心室流出道，轻轻推送导丝，即可将导丝通过肺动脉瓣送入左肺动脉内。

由于超声每次只能检查单个切面，往往不能清楚地显示导管和导丝顶端所到达的

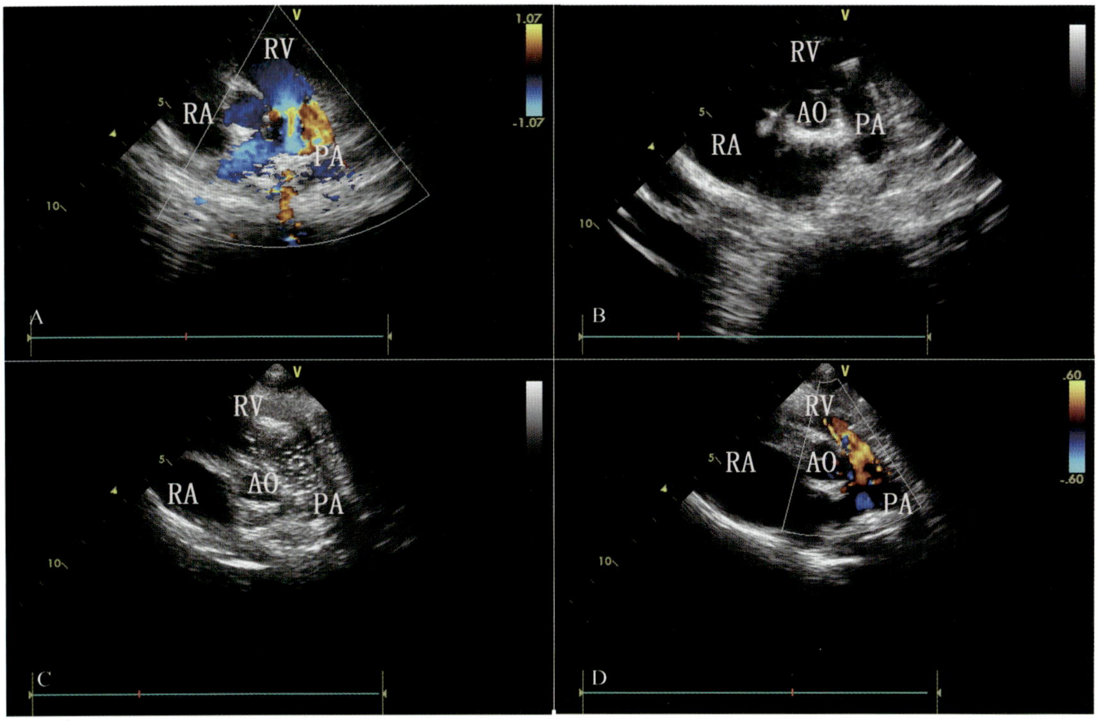

图 6-1 经胸超声引导经股静脉介入治疗 PS。**A.** 术前肺动脉瓣狭窄情况；**B.** 导丝通过三尖瓣-右心室-肺动脉瓣至肺动脉；**C.** 球囊扩张时形态；**D.** 术后肺动脉瓣狭窄情况。PA：肺动脉；RA：右心房；RV：右心室；AO：主动脉

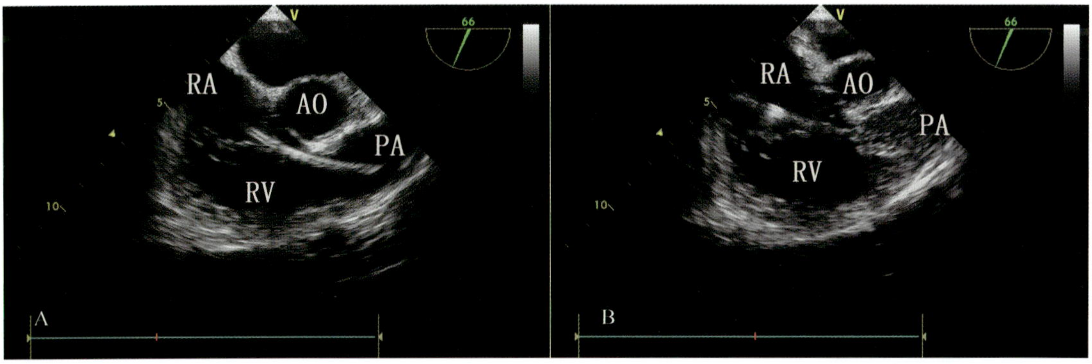

图 6-2 经食管超声引导经股静脉介入治疗 PS。**A.** 导丝通过三尖瓣-右心室-肺动脉瓣至肺动脉；**B.** 球囊扩张时形态。PA：肺动脉；RA：右心房；RV：右心室；AO：主动脉

位置，所以可以先将猪尾导管按照工作距离送入右心房，由于导管头端体积大，超声很容易探测到导管的位置。操作猪尾导管通过三尖瓣送入右心室后，将导管头端置于右心室靠近心尖部，沿导管送入导丝，利用猪尾导管的弯度将导丝向上送入肺动脉内。

在经验丰富后可以使用右冠状动脉导管，导管通过三尖瓣后，将导管头端置于右心室中部，不可太深，不要接触右心室壁，在主动脉短轴切面上，旋转导管，使其开口朝向肺动脉，送入导丝即可通过肺动脉瓣。

缺乏经验的团队可以使用漂浮导管，但是会明显增加医疗费用，而且导管往往不能通过狭窄的肺动脉瓣而停留于右心室流出道。

6. 经导管测量右心室及肺动脉压力后，交换超硬导丝，退出导管，并测量该导管曾经插入体内的距离。沿导丝送入球囊，球囊直径为肺动脉瓣环直径的 1.2 ～ 1.5 倍。球囊导管插入体内达到上述引导导管曾经插入体内的距离后，超声可发现球囊头部到达右心室流出道，继续推送球囊到达肺动脉瓣环后，可以部分充盈球囊，压力不超过 1 个大气压，球囊部分膨胀后，超声可以清晰显现球囊的位置，调整导管位置，使肺动脉瓣环位于球囊中部，并务必使球囊尾部远离三尖瓣，以免造成损伤。

7. 固定球囊及导丝，以生理盐水快速扩张球囊，随球囊腔内压力的增加（5 ～ 8 个大气压），腰征随之消失。一旦球囊全部扩张，腰征消失，立即回抽生理盐水，通常从开始扩张至吸瘪球囊总时间为 5 ～ 10s，通常反复扩张 2 ～ 4 次，有时一次有效扩张即可达到治疗目的。为防止球囊破裂，球囊的充盈压力应低于制造商规定的爆破压，并应仔细核对相应直径时对应的压力，以需要的压力进行持续的充盈直至球囊的腰征消失，球囊充盈时间应尽可能短，通常在腰征刚消失即结束充盈。充盈时间缩短可使低血压时间缩短，血压能尽快恢复正常。通常在腰征消失后再进行一次充盈，以保证扩张效果。

8. 退出球囊后，经导丝送入多功能导管测量肺动脉压力及右心室压力，若压差仍大于 40mmHg，则增加球囊直径后再次进行扩张。如果术后肺动脉与右心室（漏斗部）之间跨瓣压差≤ 25mmHg，心脏超声显示肺动脉瓣狭窄已解除，为肺动脉瓣球囊成形术效果良好。部分患者（多为重度肺动脉瓣狭窄）在肺动脉瓣球囊扩张术后瓣口梗阻虽已解除，且右心室漏斗部无明显狭窄，但氧饱和度监测≤ 80%，应做改良 B-T 分流术。

9. 若压差满意，退出导丝、导管，超声评估肺动脉瓣反流情况。

10. 退出动脉鞘，压迫止血，绷带包扎。

六、术后处理

1. 术后置沙袋于股静脉穿刺处，压迫 4h。卧床 12h。

2. 静脉应用抗生素 2 天。

3. 所有患者均需在 24h 内复查超声心动图、胸片及心电图检查，并于术后 1 个月、3 个月、半年及每年复查。

七、手术并发症及处理

（一）一般介入并发症

如麻醉意外、感染、血管损伤等。

（二）肺动脉瓣环撕裂及心脏破裂

多由于球囊选择过大，或由于测量时高估瓣环直径所致。一旦扩张后超声发现心包积液，应立即开胸探查，如确定为肺动脉瓣环破裂，应在体外循环下修补瓣环。

（三）右心室撕裂、出血

多发生在心肌组织脆弱的新生儿或小婴儿，必要时开胸在体外循环下修补右心室。

（四）右心室流出道痉挛

多为右心室流出道处反复暴力操作引起的反应性狭窄，严重时可导致患者死亡。故操作时应轻柔，发现有痉挛表现时应暂停操作，待其恢复后再进行。必要时可以应用 β 受体阻滞剂如普萘洛尔。

（五）一过性反应

在球囊扩张过程中，由于球囊堵塞右心室流出道引起血压下降、心动过缓、缺氧等，一旦球囊吸瘪，上述反应即消失。

（六）呼吸暂停

常由于球囊扩张时间过长或过频引起。

（七）心律失常

扩张术中可引起一过性高度房室传导阻滞或快速心律失常，多于撤出器械后恢复。

（八）术后肺动脉瓣再狭窄

再次球囊扩张术可缓解复发或残存的狭窄，但术前需要判断再狭窄的病因，如果是基础病变（瓣膜发育不良、连接部位粘连、肺动脉瓣上狭窄、漏斗部狭窄）所致，需要外科手术解决。

为了预防以上并发症，应该注意以下事项：

1. 严格掌握适应证。
2. 术前需要全面评价肺动脉瓣狭窄的解剖与病理生理。
3. 选择合适的球囊导管，规范操作。
4. 术中及术后需严密监测血流动力学、血氧饱和度、酸碱及电解质平衡，及时纠正及处理。

5. 术后需要严密观察，观察内容包括生命体征，必要时术后 2h 内复查超声心动图。

八、病例演示

病例 1 患者，男，3.6 岁，体重 14.5kg（视频 6-1）

发现心脏杂音 1 年余。平素无口唇发绀，无晕厥，无水肿，无咯血，体力、智力及发育正常。超声心动图提示：肺动脉瓣中度狭窄，跨瓣压差 58mmHg，肺动脉瓣环直径 14mm。在超声引导下行经股静脉介入球囊扩张术。穿刺右侧股静脉，置入 9F 动脉鞘，经动脉鞘送入 6F 多功能导管及导丝。在超声心动图引导下，将导丝通过肺动脉瓣送入左肺动脉内。经导管测量右心室及肺动脉压力后，交换超硬导丝，沿导丝送入 BALT 球囊，球囊直径为 18mm。以生理盐水快速扩张球囊 5s，反复扩张两次，超声观察肺动脉瓣开放情况，显示肺动脉瓣狭窄明显减轻，氧饱和度 100%。送入多功能导管测量跨瓣压差为 12mmHg。退出导管、导丝及动脉鞘，压迫止血，绷带包扎。术后复查超声显示：肺动脉瓣狭窄明显减轻，测量跨瓣压差 10mmHg。肺动脉瓣微量反流。心电图示：窦性心律。化验血常规及生化正常。静脉给予抗生素两天。术后第三天晨出院。

↑ 扫描收看视频 6-1 ↑

病例 2 患者，女，14 岁，体重 78kg（视频 6-2）

出生即发现心脏杂音，口唇无发绀，无晕厥，无水肿，无咯血，发育及智力正常。超声心动图提示：肺动脉瓣中重度狭窄，跨瓣压差 71mmHg，瓣下轻度肌性肥厚，肺动脉瓣环直径 19.5mm。患者声窗差，于经食管超声引导下行经股静脉介入球囊扩张术。穿刺右侧股静脉，置入 11F 动脉鞘，经动脉鞘送入 6F 多功能导管及导丝。在超声心动图引导下，将导丝通过肺动脉瓣送入左肺动脉内。经导管测量右心室及肺动脉压力后，交换超硬导丝，沿导丝送入 BALT 球囊，球囊直径为 28mm。以生理盐水快速扩张球囊 5s，反复扩张两次，超声观察肺动脉瓣开放情况，测量肺动脉与右心室（漏斗部）之间跨瓣压差 34mmHg，显示肺动脉瓣开放明显好转。送入多功能导管测量跨瓣压差 29mmHg。退出导管、导丝及动脉鞘，压迫止血，绷带包扎。术后超声显示：肺动脉瓣狭窄明显减轻，测量跨瓣压差 26mmHg。肺动脉瓣轻度关闭不全。心电图示：窦性心律。化验血常规及生化正常。静脉给予抗生素 2 天。术后第四天晨出院。

↑ 扫描收看视频 6-2 ↑

病例 3 患者，男，5 岁，体重 18kg（视频 6-3）

发现心脏杂音一周余。平素无口唇发绀，无晕厥，无水肿，无咯血，体力、智力及发育正常。超声心动图提示：肺动脉瓣中重度狭窄，跨瓣压差 72mmHg，肺动脉瓣环直径 14mm。患者在超声引导下行经股静脉介入球囊扩张术。穿刺右侧股静脉，置入 9F 动脉鞘，经动脉鞘送入 6F 右冠导管及导丝。在超声心动图引导下，将导丝通过肺动脉瓣送入左肺动脉内。经导管测量右心室及肺动脉压力后，交换超硬导丝，沿导丝送入 BALT 球囊，球囊直径为 20mm。以生理盐水快速扩张球囊 5s，超声观察肺动脉瓣开放情况，测量肺动脉与右心室（漏斗部）之间跨瓣压差 9mmHg，显示肺动脉瓣狭窄基本解除，氧饱和度 100%。送入多功能导管测量跨瓣压差 13mmHg。退出导管、导丝及动脉鞘，压迫止血，绷带包扎。术后超声显示：肺动脉瓣狭窄明显减轻，测量跨瓣压差 12mmHg。肺动脉瓣未见明显反流。心电图示：窦性心律。化验血常规及生化正常。静脉给予抗生素 2 天。术后第一天下午出院。

↑扫描收看视频 6-3 ↑

参考文献

[1] Wang SZ，Ou-Yang WB，Hu SS，et al. First-in-Human Percutaneous Balloon Pulmonary Valvuloplasty Under Echocardiographic Guidance Only. Congenital heart disease，2016.（PMID：27346469）

[2] 潘湘斌，胡盛寿，欧阳文斌，等 . 单纯超声引导下经皮肺动脉瓣球囊成形术的应用研究 . 中华小儿外科杂志，2015，36（4）：286-288.

[3] Taggart NW，Cetta F，Cabalka AK，et al. Outcomes for balloon pulmonary valvuloplasty in adults：comparison with a concurrent pediatric cohort. Catheterization and cardiovascular interventions：official journal of the Society for Cardiac Angiography & Interventions，2013，82（5）：811-815.

[4] Rao PS. Percutaneous balloon pulmonary valvuloplasty：state of the art. Catheterization and cardiovascular interventions：official journal of the Society for Cardiac Angiography & Interventions，2007，69（5）：747-763.

[5] Harrild DM，Powell AJ，Tran TX，et al. Long-term pulmonary regurgitation following balloon valvuloplasty for pulmonary stenosis risk factors and relationship to exercise capacity and ventricular volume and function. Journal of the American College of Cardiology，2010，55（10）：1041-1047.

[6] McCrindle BW. Independent predictors of long-term results after balloon pulmonary valvuloplasty. Circulation，1994，89（4）：1751-1759.

第七章

单纯超声引导经股动脉介入封堵治疗动脉导管未闭

动脉导管未闭（patent ductus arteriosus，PDA）是常见先天性心脏病之一，约占先天性心脏病总数的 7% ～ 10%，发病率在各种先天性心脏病中居第三位。胎儿期的动脉导管是胎儿循环的一部分，是胎儿的肺动脉和主动脉之间重要的血流通道。妊娠期的胎儿没有呼吸，没有独立的肺循环，主要依靠动脉导管承担胎儿肺循环的血供。胎儿出生后，一旦自主呼吸建立，独立的肺循环出现，肺部的血管阻力和肺循环压力降低后，绝大多数婴儿的动脉导管在一年内逐渐自行闭合并退化为动脉韧带。在出生后 1 年动脉导管在解剖学上如果还未完全关闭形成韧带即构成临床上的动脉导管未闭。

有血流动力学改变意义的 PDA 患者在 2 ～ 19 岁死亡率逐年递增 0.49%，到 20 岁以后达到 1.8%，且 30% 的患者死于充血性心力衰竭。因此对于在婴幼儿时期没有闭合并且有血流动力学改变意义的 PDA 应当积极进行外科手术或者介入治疗干预。1966 年 Porstmann 首先使用 Ivalon 栓子堵塞动脉导管获得成功，出现了外科手术和介入治疗并存的局面。以后有不同类型堵塞装置如 Rashkind 双面伞堵闭装置、Sideris 纽扣装置、Coil 弹簧圈、Amplatzer 蘑菇伞等用于堵塞治疗动脉导管未闭。当前国内临床应用较为广泛的封堵装置有 COOK 公司的弹簧栓和美国 AGA 公司生产的 Amplatzer 封堵器。目前介入封堵是关闭动脉导管的主要方法。

一、解剖特点

动脉导管连接于肺动脉主干分叉处的左侧肺动脉近端与降主动脉的起始部。导管与主动脉弓相连的近侧角成锐角（一般＜ 40°），远侧角为钝角（一般 110° ～ 160°）。导管长度一般为 4 ～ 10mm，直径由数毫米至 1 ～ 2cm。其主动脉端开口往往大于肺动脉端开口。动脉导管的长短、粗细因人而异，形态多变。根据导管的形态分为管型、漏斗型、窗型和动脉瘤型（图 7-1）。管型：多为中小导管，外形如圆柱状，最常见。漏斗型：导管的主动脉端呈漏斗样膨大，向肺动脉侧变细，也较多见。窗型：主动脉干与肺动脉干紧贴在一起，较少见，多为巨大导管合并肺动脉高压，管壁薄，分离过程易引起破裂，导致出血。动脉瘤型：极少见，导管局部呈瘤样膨大、壁薄而脆，张

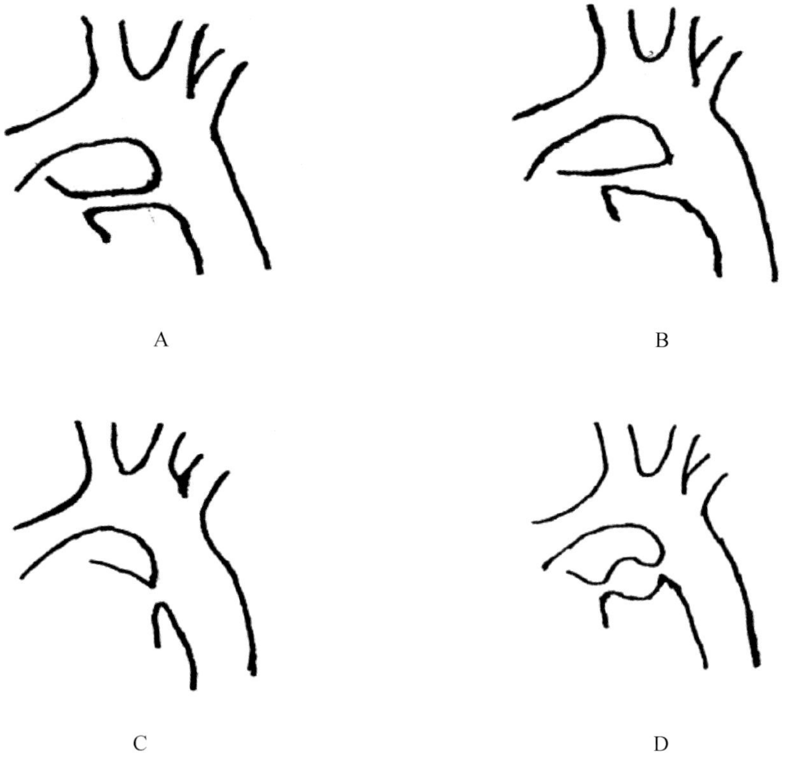

图 7-1 动脉导管分型示意图。**A.** 管型；**B.** 漏斗型；**C.** 窗型；**D.** 动脉瘤型

力高，容易破裂。

二、病理生理

由于体循环阻力大于肺循环，主动脉内压力无论是收缩期或舒张期都高于肺动脉内压力，因而产生连续性的血液自“左向右分流”。分流量的多少取决于主动脉和肺动脉之间的压力阶差的大小、动脉导管管径的粗细以及肺血管阻力。压力阶差越大、管径越粗、肺血管阻力越小，分流量就越多；反之亦然。肺除接受来自右心的血液外，还接受来自动脉导管的左心血液，因而左心房回血增多，左心室负荷加大。加上左心代偿性增加搏出量以弥补向肺内分流，逐步导致左心室肥大，以致衰竭。血液长期经动脉导管从体循环向肺循环分流，肺循环压力增加，右心排血受阻，右心室逐步肥厚。肺小动脉开始呈反射性痉挛，肺动脉高压呈动力性。这种状态长期持续，肺血管继发性改变，逐步发展成为梗阻性肺动脉高压。肺动脉压持续上升，当肺动脉压接近或超过主动脉压力时，即可产生双向分流或“右向左分流”，外周动脉血血氧饱和度下降，临床上出现发绀，称为艾森门格综合征。

三、适应证和禁忌证

（一）适应证

（1）未闭导管的最窄直径为 2 ～ 5.5mm 的左向右分流的漏斗型及管型 PDA。
（2）年龄＞ 6 个月，体重＞ 4kg。
（3）不合并其他必须行外科手术的复杂先天性心脏病。
（4）外科术后有 PDA 残余分流。

（二）禁忌证

（1）对 PDA 的存在具有依赖性的先天性心脏病。
（2）严重肺动脉高压并已出现右向左分流。
（3）败血症未治愈，封堵术前 1 个月内患有严重感染。
（4）合并需要外科手术的其他心脏畸形。

（三）婴儿 PDA 的封堵治疗

1 岁以内的婴儿，尤其是小于 6 个月的患儿，其血管直径比较窄，右心室流出道不长，与肺动脉连接处有一定角度，传输装置通过时容易成角，这使得 PDA 介入治疗的难度增加。若行介入需注意：选择适合患者的封堵器大小，尽量使主动脉侧的封堵器左盘在动脉导管未闭的壶腹部，以防造成主动脉狭窄；减少封堵器不适当地向肺动脉端牵拉致操作者人为引起的左侧肺动脉狭窄；操作动作轻柔并选择适当的输送鞘管，避免鞘管过大导致的静脉撕裂、断裂而造成静脉破裂、血栓等严重的并发症。如果 PDA 没有导致肺动脉高压等血流动力学改变、心脏肥大、心功能减低或者心力衰竭，可于定期随访下等到 1 ～ 2 岁再进行手术。婴幼儿巨大 PDA，如果没有合适的封堵器选择，外科手术结扎或许更加安全有效。

四、术前检查

（一）常规实验室检查项目

心脏 X 线片，心电图，超声心动图，血常规，肝、肾功能和血电解质，出、凝血时间和传染病指标等。检查目的为全面评价患者的心脏和其他脏器的功能，必要时根据病情增加相关项目，如心肌酶、肺功能检查等。患者近期有过感冒、发热，可检查心肌酶，若异常增高则暂不宜手术；既往有呼吸疾病史或胸廓明显畸形患者，应行呼吸功能检查。

（二）术前经胸超声心动图（TTE）和（或）经食管超声心动图（TEE）检查

重点观察以下内容：动脉导管类型，血流方向，动脉导管肺动脉侧及主动脉侧直径，动脉导管的长度（如图 7-2）等。

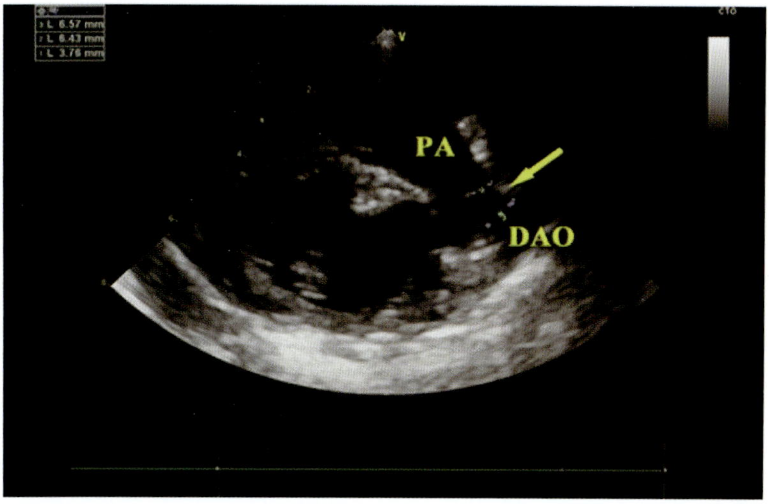

图 7-2 PDA 的超声心动图表现。二维胸骨旁短轴切面显示动脉导管并测量其主动脉侧、肺动脉侧直径和动脉导管的长度。DAO：降主动脉；PA：主肺动脉

五、手术操作步骤

1. 患者取仰卧位，术前行超声心动图检测再次确认动脉导管大小、长度。青少年、儿童及婴幼儿，选择静脉复合麻醉，成人可选择 1% 利多卡因施行局部麻醉。

2. 麻醉满意后，用 20G 套管针穿刺右侧股动脉。测量穿刺点至胸骨左缘第 2 肋间的距离，标记为操作的工作距离。右侧股动脉置入 5F 下肢动脉鞘，根据超声显示动脉导管走行方向，部分修剪 5F 猪尾导管，使其头部呈 1/3 圆弧。

3. 将超声探头置于胸骨上窝，显示主动脉弓长轴切面。将导丝插入导管内，经动脉鞘管将导管及导丝送至 PDA 开口处，退出导丝，轻轻选择导管，调整导管方向，使导管开口朝向肺动脉，推送导丝通过 PDA 进入肺动脉内。输送导管和导丝务必轻柔，切忌盲目输送导丝。导丝通过 PDA 后，将超声探头置于胸骨左缘第 3 肋间，显示肺动脉长轴切面，即可见导丝位于主肺动脉内。

4. 保留导丝，退出导管，注意在体外测量导管曾经插入体内的深度。送入 4 ~ 5F 输送导管（Amplatzer TorqVue LP 输送系统，美国 AGA 医药有限公司），在超声监测下，将导管经 PDA 送入主肺动脉内（图 7-3B）。该输送导管的插入深度不超过前述猪尾导管插入深度 3 ~ 8cm。如果超声显示不清，可以经导管测压，若导管插入过深进入右心室，

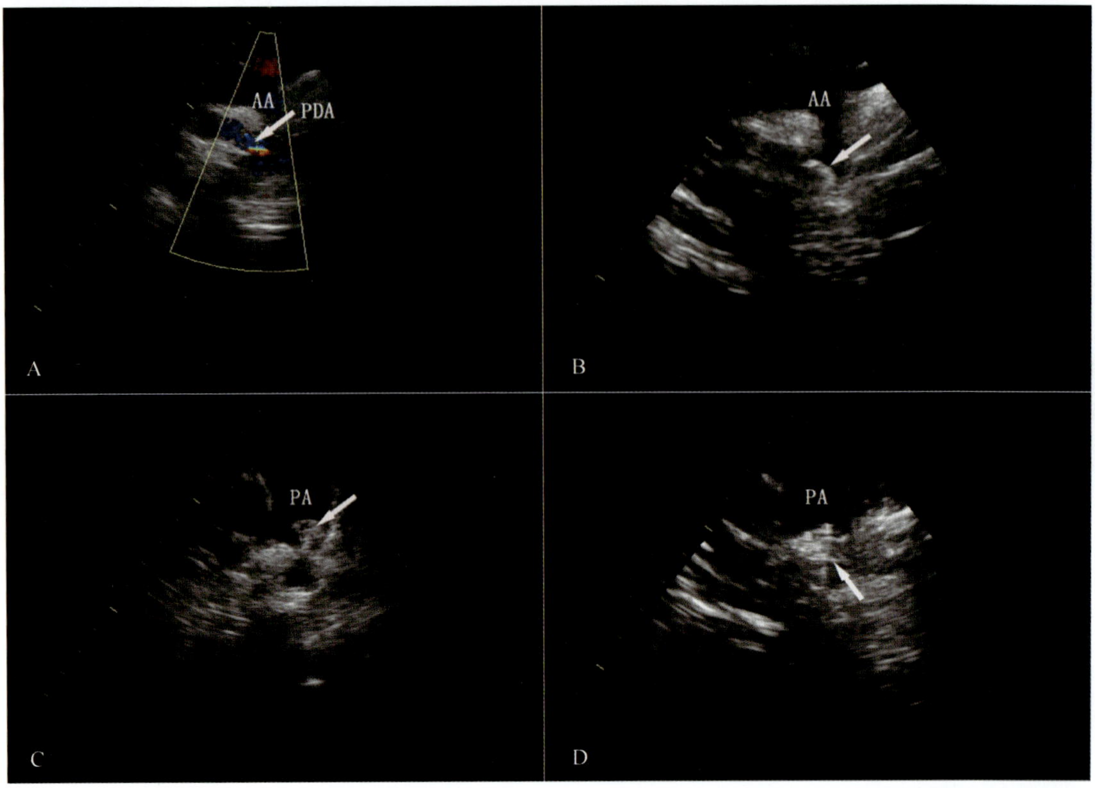

图 7-3 经股动脉介入封堵 PDA 的术中超声心动图影像。**A.** 胸骨上窝切面，术前超声测量 PDA 直径；**B.** 胸骨上窝切面，输送鞘管通过 PDA（箭头所示为输送鞘管）；**C.** 释放封堵器肺动脉侧（胸骨左缘肺动脉长轴切面，箭头所示为封堵器）；**D.** 释放封堵器主动脉侧（胸骨左缘肺动脉长轴切面，箭头所示为封堵器主动脉侧）。PDA：动脉导管未闭；AA：主动脉弓；PA：肺动脉

应该在超声及压力监测帮助下，将导管缓慢后撤至主肺动脉内。

5. 根据超声测量的 PDA 直径（图 7-3A）选择封堵器。按照测量的 PDA 最窄处的直径选取合适的封堵器，选择的原则为比 PDA 最窄处大 1 ～ 2mm。

6. 退出导丝，沿导管送入封堵器（ADO Ⅱ封堵器，美国 AGA 医药有限公司），在超声监测下释放封堵器肺动脉侧伞盘（图 7-3C），后撤导管使伞盘紧贴 PDA 肺动脉侧开口，后撤导管，释放封堵器剩余部分（图 7-3D）。

7. 超声检查封堵器位置、形态、残余分流情况和肺动脉分支血流流速，超声测量主动脉弓部是否存在压差。若封堵效果满意，逆时针旋转输送杆释放封堵器，撤出输送系统，超声再次评估封堵器形态、位置及主动脉肺动脉流速。如果情况良好，予以压迫止血，绷带加压包扎。

8. 部分患者虽然超声测量 PDA 直径大于 2mm，但是实际直径较小，导丝通过 PDA 后，导管无法沿导丝通过 PDA 进入肺动脉内，此时严禁暴力推送导管，造成 PDA 撕裂，应该将导管推送至 PDA 动脉侧入口处，适当后撤导丝，但仍使导丝位于肺动脉内，保留导丝及导管 20min，待导丝上形成血栓后，固定导管，缓慢退出导

丝，利用血栓封堵 PDA。该方法的即刻成功率可达 80% ～ 90%，但存在术后再通的风险。

六、术后处理

术后患者常规卧床休息 24h，心电监测血压 24h，注意观察患者的生命体征，主要包括心率、心律、血压、血氧饱和度等，以便及时掌握病情变化。并注意观察穿刺部位是否有血肿及足背动脉搏动情况，防止压迫穿刺点造成下肢缺血。并经静脉预防性应用抗生素 2 天，所有患者于术后 24h 内复查超声心动图、心电图及 X 线胸片，在术后 1 个月、3 个月、6 个月、12 个月以及以后的每隔 1 年进行 1 次超声心动图随访，目的是观察封堵器位置有无改变、残余分流情况、心腔内径大小，探查降主动脉及左、右肺动脉的血流速度等指标。

七、术后并发症及处理

（一）残余分流

残余分流是 PDA 的主要并发症，这与 PDA 的形态、封堵器形状、移位等多种因素有关。如果封堵器释放前出现显著残余分流，这可能与封堵器的大小及位置不当有关，这时就需要提高警惕，再次确认封堵器的位置、封堵伞的膨胀情况使其处于最佳状态，有时甚至需要调整封堵器大小、更换更大型号的封堵器。这样释放后，如果还有少量残余分流存在，一般不必太过担心，术后随访观察即可，残余分流多可以自行消失。中量及以上的残余分流，可能与封堵器移位、动脉导管形状等相关，此时的残余分流，应再次行封堵术或者外科手术治疗。

（二）封堵器脱落

导致封堵器脱落的主要原因为选择封堵器过小或者术中操作不当引起，肺动脉、腹主动脉及其分支是封堵器脱落的常见部位。脱落至肺动脉的封堵器可经肺动脉插入圈套器或异物钳将其取出，如上述方法失败则需经外科手术取出封堵器，同时结扎 PDA。

（三）溶血

PDA 封堵术后进行性的机械性溶血比较少见。由于残余分流大、流速快，造成红细胞破坏而发生机械性溶血，多发生在术后 24h 内，是 PDA 介入治疗的重要并发症。因此，要求术中封堵完全，避免出现喷射性的残余分流。术后出现残余分流的患者应注意观察尿量、尿色，每天复查血、尿常规，观察血色素、血小板变化等。轻度溶血患者可先采取保守治疗措施，如碱化尿液、应用激素、酌情输成分血等措施多数可以恢复正常。如果经保守治疗无效或者溶血进行性加重，需外科手术取出封堵器同时缝闭 PDA。

（四）左肺动脉及主动脉狭窄

左肺动脉狭窄与释放在肺动脉内封堵器过多有关，主动脉狭窄则由封堵器直径超过动脉导管壶腹部直径或封堵器位置不当、移位等引起。调整封堵器的位置或大小，或者选用特殊类型 PDA 封堵器可以有效避免此类并发症出现；如果已经完全释放封堵器，轻度狭窄可以定期随访观察；狭窄明显者则需外科手术取出。

（五）主动脉和肺动脉夹层

如果反复多次在主动脉、肺动脉内反复回收封堵器，会导致血管内膜损伤，严重者出现主动脉和肺动脉夹层。这种情况下应根据夹层情况，给予药物保守、支架或者外科手术治疗。因此术中操作轻柔、操作规范，尽量避免反复回收封堵器，可有效避免此类并发症的出现。

（六）感染性心内膜炎

若术前 1 个月无感染发热史，术中严格消毒、规范操作一般可避免。如术后出现发热、乏力、肌肉关节痛者应严密观察病情，及时检查心脏彩超、血培养，明确诊断后尽早应用敏感抗生素治疗。

八、病例演示

病例 1 患者女性，10 岁，体重 35kg（视频 7-1）

主诉：发现心脏杂音 1 周。

现病史：患者一周前因“感冒、发热”到当地儿童医院就诊，体检发现心脏杂音，彩超检查提示“先天性心脏病，动脉导管未闭”；患儿平素易感冒，无口唇发绀、呼吸困难、乏力、多汗、心悸等不适表现，今为进一步手术治疗来我院门诊，门诊以“先天性心脏病，动脉导管未闭”收入院。自发病以来，患者饮食可，大小便正常，体重无明显变化，睡眠好。体格检查：体温 36.3℃，脉搏 100 次 / 分，呼吸 24 次 / 分，血压 95/58mmHg。心浊音界轻度扩大，胸骨左缘第 2 肋间可闻及双期连续性机械样 3/6 级杂音。超声心动图：动脉导管内径 4mm，长约 4mm，呈管状。左向右高速分流。心电图：窦性心律，大致正常心电图。胸片：肺血多型先天性心脏病，动脉导管未闭可能性大。行经胸超声心动图引导下经股动脉途径动脉导管未闭封堵术，患儿取仰卧位，接受基础麻醉，无需气管插管，行经胸超声引导，右侧股动脉穿刺后置入 5F 下肢动脉鞘，使用修剪后的 5F 猪尾导管引导导丝从降主动脉侧通过 PDA，进入主肺动脉，退出导管，沿导丝送入 5F 输送鞘通过 PDA，置入 6mm×4mm AGA 公司 PDA 封堵器，封堵成功。术后无残余分流、传导阻滞、心包积液、溶血等并发症。

↑ 扫描收看视频 7-1 ↑

病例 2 患者男性，4 岁，体重 15.5kg（视频 7-2）

主诉：发现心脏杂音 1 年。

现病史：患者 1 年前体检发现心脏杂音，彩超检查提示“先天性心脏病，动脉导管未闭”；患儿平素易感冒，无口唇发绀、呼吸困难、乏力、多汗、心悸等不适表现，今为进一步手术治疗来我院门诊，门诊以“先天性心脏病，动脉导管未闭”收入院。自发病以来，患者饮食可，大小便正常，体重无明显变化，睡眠好。体格检查：体温 36.3℃，脉搏 115 次 / 分，呼吸 25 次 / 分，血压 95/58mmHg。心浊音界扩大，胸骨左缘第 2 肋间可闻及连续性机械样 4/6 级杂音。超声心动图：动脉导管内径 3mm，长约 4mm，呈漏斗状。动脉水平左向右高速分流。心电图：窦性心律不齐。胸片：先天性心脏病，动脉导管未闭可能大。行经胸超声心动图引导下经股动脉途径动脉导管未闭封堵术，患儿取仰卧位，接受基础麻醉，无需气管插管，行经胸超声引导，右侧股动脉穿刺后置入 5F 下肢动脉鞘，使用修剪后的 5F 猪尾导管引导导丝从降主动脉侧通过 PDA，进入主肺动脉，退出导管，沿导丝送入 5F 输送鞘通过 PDA，置入 5mm×4mm AGA 公司 PDA 封堵器，封堵成功。术后无残余分流、传导阻滞、心包积液、溶血等并发症。

↑扫描收看视频 7-2↑

病例 3 患者男性，28 岁，体重 74kg（视频 7-3）

主诉：体查发现心脏杂音半年余。

现病史：患者半年前在当地医院体检发现心脏杂音，彩超检查发现“先天性心脏病，动脉导管未闭”；患者平素无感冒，无口唇发绀、呼吸困难、乏力、多汗、心悸等不适表现，今为进一步治疗来我院门诊，门诊以“先天性心脏病，动脉导管未闭”收入院。自发病以来，患者饮食可，大小便正常，体重无明显变化，睡眠好。体格检查：体温 36.3℃，脉搏 68 次 / 分，呼吸 16 次 / 分，血压 123/66mmHg，胸骨左缘第 2 肋间可闻及连续性机械样 3/6 级杂音。超声心动图：动脉导管呈漏斗状，主动脉侧 10mm，肺动脉侧最窄处约 4mm，长约 13mm，左向右分流。心电图：窦性心律。行经胸超声心动图引导下经股动脉途径动脉导管未闭封堵术，患者取仰卧位，基础麻醉，无需气管插管，行经胸超声引导，右侧股动脉穿刺后置入 5F 下肢动脉鞘，使用修剪后的 5F 猪尾导管引导导丝从降主动脉侧通过 PDA，进入主肺动脉，退出导管，沿导丝送入 5F 输送鞘，置入 6mm×4mm AGA 公司 PDA 封堵器，封堵成功，经胸超声提示动脉水平分流消失，无传导阻滞、心包积液、溶血等并发症。

↑扫描收看视频 7-3↑

参考文献

[1] Pan XB，Ouyang WB，Wang SZ，et al. Transthoracic Echocardiography-Guided

Percutaneous Patent Ductus Arteriosus Occlusion：A New Strategy for Interventional Treatment. Echocardiography，2016，33（7）：1040-1045.

［2］潘湘斌，欧阳文斌，李守军，等. 单纯超声心动图引导下行动脉导管未闭封堵术的安全性和有效性. 中华心血管病杂志，2015，43（1）：31-33.

［3］Hoffman JI，Kaplan S. The incidence of congenital heart disease. J Am Coll Cardiol，2002，39（12）：1890-1900.

［4］Thanopoulos BD，Hakim FA，Hiari A，et al. Further experience with transcatheter closure of the patent ductus arteriosus using the Amplatzer duct occluder. J Am Coll Cardiol，2000，35（4）：1016-1021.

［5］Bass JL，Wilson N. Transcatheter occlusion of the patent ductus arteriosus in infants：experimental testing of a new Amplatzer device. Catheter Cardiovasc Interv，2014，83（2）：250-255.

［6］Al-Ata J，Arfi AM，Hussain A，et al. The efficacy and safety of the Amplatzer ductal occluder in young children and infants. Cardiol Young，2005，15（3）：279-285.

第八章

单纯超声引导经股静脉介入封堵治疗动脉导管未闭

一、解剖特点（略）

二、病理生理（略）

三、适应证和禁忌证

（一）适应证

（1）未闭导管的最窄直径为 2 ～ 14mm 的左向右分流的漏斗型及管型 PDA；PDA 直径≥ 4mm 的患者更适于接受经股静脉封堵。

（2）体重＞ 7kg。

（3）不合并其他必须行外科手术的复杂先天性心脏病。

（4）外科术后有 PDA 残余分流。

（二）禁忌证

（1）对 PDA 的存在具有依赖性的先天性心脏病。

（2）严重肺动脉高压并已出现右向左分流。

（3）败血症未治愈，封堵术前 1 个月内患有严重感染。

（4）PDA 最窄直径＞ 14mm（因 PDA 直径过粗时，尚无适用的封堵器，而且操作困难，成功率低、并发症多）。

（三）巨大 PDA

巨大 PDA 介入治疗通常难度较大，特别是年龄较小的患儿，PDA 介入封堵后可导致主动脉狭窄、溶血等。此时关键在于选用合适的封堵器材。要考虑 PDA 直径，形态，以及脱落、破裂风险等诸多因素。最常选用的 PDA 封堵器通常用于 PDA 直径≤ 11mm。而对于直径＞ 11mm 的 PDA，Huang 等报道利用房间隔缺损（ASD）封堵器封堵 PDA，但是术后残余分流率较高。Thanopoulos 等报道利用 Amplatzer 肌部室间隔缺损（VSD）封堵器封堵伴有严重肺动脉高压的巨大 PDA 患者获得了不错的疗效。对内径较大、容易发生肺动脉夹层的 PDA，尤其是伴重度肺动脉高压者，应避免反复多次地释放和回收封堵器。对于高危患者应选择外科结扎手术。

四、术前准备（略）

五、手术操作

1. 术前行超声心动图检查再次确认动脉导管大小、长度（图 8-1A）。患者取仰卧位，青少年、儿童及婴幼儿选择基础麻醉，成人需选择 1% 利多卡因施行局部麻醉。依据引导方式（经胸超声声窗显示不满意时，可以选择经食管超声引导）决定是否给予气管插管。

2. 麻醉满意后，用 20G 套管针穿刺右侧股静脉。测量胸骨右缘第 3 肋间至右侧股静脉穿刺点的距离，并在导管上标记相应距离，作为操作的工作距离。经股静脉置入 6F 动脉鞘，经血管鞘送入 6F 右冠导管或猪尾导管。当导管进入体内达到该距离后，即可旋转导管，方便超声探查导管在右心房内的位置，并可防止导管插入过深而在旋转时损伤上腔静脉。

3. 在超声心动图引导下，将导丝及导管自右心房通过三尖瓣进入右心室。由于超声每次只能检查单个切面，往往不能清楚地显示导管和导丝顶端所到达的位置，所以可以先将猪尾导管按照工作距离送至右心房，由于导管头端体积大，超声很容易探测到导管的位置。沿导管送入导丝，利用猪尾导管的弯度将导丝送入右心室。推送导管注意轻柔操作，避免损伤三尖瓣瓣叶及腱索。

4. 调整导管方向，使导管开口朝向右心室流出道，轻轻推送导丝，将导丝通过肺动脉瓣送入肺动脉内，沿导丝将导管送入肺动脉内，退出导丝测量肺动脉压。

5. 退出右冠导管，沿导丝送入多功能导管，其送入深度与右冠导管插入深度一致。在经胸超声心动图胸骨旁肺动脉长轴切面上显示主肺动脉及动脉导管，旋转并调整多功能导管方向，同时推送导丝，使导丝通过 PDA 进入降主动脉内（图 8-1B）。超声应经胸骨上窝显示降主动脉，确定降主动脉内有高亮的导丝影像。

6. 根据术前超声测量的 PDA 直径，加 4 ～ 6mm 选择封堵器及相应的输送系统。将其连接于输送杆前端，回拉输送杆，使封堵器进入装载鞘内，用生理盐水冲洗去除封堵器及其装载鞘内气体。使用肝素盐水冲洗输送长鞘管，保证鞘管通畅而且无气体和血栓。

7. 退出多功能导管及动脉鞘，沿导丝送入输送鞘，输送鞘送入深度比多功能导管送入深度长 5 ～ 8cm；退出输送鞘内芯及导丝。

8. 沿输送鞘送入封堵器。从输送鞘管中送入封堵器至降主动脉打开封堵器前端，将封堵器缓缓回撤至 PDA 主动脉侧，嵌在导管主动脉端，回撤传送鞘管，使封堵器腰部镶嵌在动脉导管内并观察是否有明显腰征（图 8-1C，D）。

9. 以经胸超声评估残余分流，主动脉弓及左、右肺动脉流速。若封堵效果满意，逆时针旋转输送杆释放封堵器，撤出输送系统，压迫止血，绷带包扎。

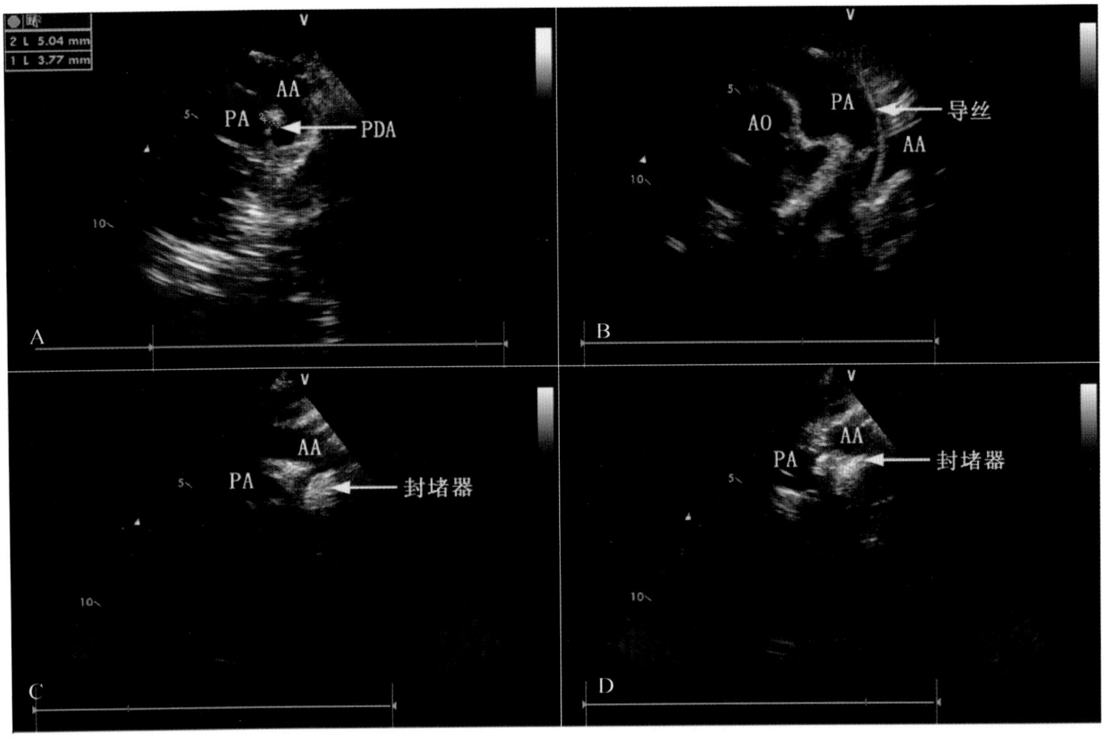

图 8-1 经股静脉介入封堵 PDA 的术中超声心动图影像。**A.** 胸骨上窝切面，术前超声测量 PDA 直径；**B.** 胸骨左缘肺动脉长轴切面，导丝通过 PDA（箭头所示为导丝）；**C.** 释放封堵器主动脉侧（箭头所示为封堵器主动脉侧伞盘）；**D.** 释放封堵器肺动脉侧伞盘后（箭头所示为封堵器）。PDA：动脉导管未闭；AA：主动脉弓；PA：肺动脉；AO：主动脉

六、术后处理

术后心电监测血压 24h，注意观察患者的生命体征，主要包括心率、心律、血压、血氧饱和度等。术后局部压迫沙袋 4h，卧床 12h；静脉给予抗生素 2 天，术后 24h，1、3、6 个月至 1 年复查心电图、超声心动图，必要时复查心脏 X 线片。

七、术后并发症

（一）封堵器脱落

发生率约 0.3%，主要为封堵器选择不当，个别操作不规范造成，术中推送封堵器时切忌旋转动作以免发生脱载。一旦发生弹簧圈或封堵器脱落可酌情通过网篮或异物钳将其取出，难于取出时要急诊外科手术。

（二）溶血

发生率＜ 0.8%。主要与术后残余分流过大或封堵器过多突入主动脉腔内有关。防治措施是尽量避免高速血流的残余分流；一旦发生术后溶血可使用激素、止血药、碳酸氢

钠等药物治疗，保护肾功能，多数患者可自愈。残余量较大，内科药物控制无效者，可再置入一个或多个封堵器（常用弹簧圈）封堵残余缺口。若经治疗后患者病情不能缓解，出现持续发热、溶血性贫血及黄疸加重等，应及时请外科处理。

（三）残余分流和封堵器移位

蘑菇伞封堵器的残余分流和封堵器移位发生率≤ 0.1%。一般可以采用一个或多个弹簧圈将残余分流封堵，必要时接受外科手术。封堵器移位的发生率为 0.4%，如移位后发现残余分流明显或影响到正常心脏内结构，须行外科手术取出封堵器。

（四）降主动脉狭窄

应用蘑菇伞封堵器时降主动脉狭窄的发生率约为 0.2%，主要发生在婴幼儿，系封堵器过多突入降主动脉所造成的。轻度狭窄（跨狭窄处压差小于 20mmHg）可严密观察，如狭窄较重需考虑接受外科手术。术中严格超声检查可以有效避免此类并发症。

（五）左肺动脉狭窄

主要由于封堵器突入肺动脉过多造成。应用蘑菇伞封堵器的发生率为 0.2%。与 PDA 解剖形态有关，术中应对其形态有充分的了解，根据解剖形态选择合适的封堵器有助于避免此种并发症。轻度狭窄可严密观察，若狭窄较重则需要外科手术。

（六）三尖瓣损伤

超声心动图引导经股静脉介入封堵治疗动脉导管未闭需要从股静脉送入导管经右心房–三尖瓣–右心室–肺动脉途径进行操作，此过程中有可能对三尖瓣及其腱索造成一定的潜在损伤。导管通过过程中若遇到阻力，可能是导管被三尖瓣腱索阻挡，此时应送入导丝，拉直猪尾导管后再尝试调整导管方向。术中切记轻柔操作，避免损伤三尖瓣。

（七）心前区闷痛

蘑菇伞封堵器的心前区闷痛发生率为 0.3%。主要由于置入的封堵器较大，扩张牵拉动脉导管及周围组织造成，一般随着置入时间的延长逐渐缓解。

（八）感染性心内膜炎

PDA 患者多数机体抵抗力差，容易反复发生呼吸道感染，若消毒不严格，操作时间过长，围术期抗生素应用不当，都有引起感染性心内膜炎的可能。导管室的无菌消毒，规范操作，术后应用抗生素，是防止感染性心内膜炎的有力措施。

八、总结

该技术无需穿刺股动脉，降低了股动脉损伤的风险，而且降低了住院费用、缩短了操作时间，显示出良好的安全性及有效性。另一方面，该技术也显示出难度大、学习曲线长的特点。在传统的介入技术中，放射线是投影式探测，所以很容易判断导管的位置，但是超声是用切面的方式进行探测，往往不能准确显示导管的位置。此外，导管、导丝需要完成两次大角度转向，通过三尖瓣及肺动脉瓣，其技术难度远远大于单纯超声引导下经股动脉 PDA 封堵术。我们的经验是：PDA 直径≥ 4mm 的患者更适于接受经股静脉封堵。漏斗型 PDA 且肺动脉侧直径≤ 4mm 的患者更适于经股动脉进行封堵。超声心动图引导下经股静脉行 PDA 介入封堵术在克服辐射损伤的同时，保持了传统介入治疗微创、安全的优点。虽然该技术对操作人员的要求较高，但是经过严格训练的团队完全能够胜任。该技术与超声引导经股动脉 PDA 封堵术相结合，使超声引导经皮 PDA 封堵术具有了广阔的发展及应用前景。

九、病例演示

病例 患者女性，3 岁，体重 15kg（视频 8-1）

主诉：发现心脏杂音 1 年。

现病史：患者一年前因“感冒、发热”到当地儿童医院就诊，体检发现心脏杂音，彩超检查提示“先天性心脏病，动脉导管未闭”；患儿平素易感冒，无口唇发绀、呼吸困难、乏力、多汗、心悸等不适表现，今为进一步手术治疗来我院门诊，门诊以“先天性心脏病，动脉导管未闭”收入院。自发病以来，患者饮食可，大小便正常，体重无明显变化，睡眠好。体格检查：体温 36.3℃，脉搏 90 次 / 分，呼吸 24 次 / 分，血压 110/60mmHg，心浊音界轻度扩大，胸骨左缘第 2 肋间可闻及双期连续性机械样 3/6 级杂音。超声心动图：动脉导管主动脉侧内径 10mm，肺动脉侧内径 6mm，长约 6mm，呈漏斗状。左向右高速分流。心电图：窦性心律，大致正常心电图。胸片：肺血多型先天性心脏病，动脉导管未闭可能性大。行经胸超声心动图引导下经股静脉介入封堵治疗动脉导管未闭，患儿取仰卧位，接受基础麻醉，无需气管插管，经胸超声引导，右侧股静脉穿刺后置入 6F 下肢动脉鞘，使用 6F 多功能导管引导导丝通过三尖瓣，进入肺动脉，通过 PDA，进入降主动脉，退出导管，沿导丝送入 8F 输送鞘通过 PDA，置入 12mm PDA 封堵器，封堵成功。术后无残余分流、传导阻滞、心包积液、溶血等并发症。

↑扫描收看视频 8-1 ↑

参考文献

［1］Sungur M，Karakurt C，Ozbarlas N，et al. Closure of patent ductus arteriosus in children，small infants，and premature babies with Amplatzer duct occluder II additional sizes：multicenter study. Catheter Cardiovasc Interv，2013，82（2）：245-252.

［2］王首正，刘垚，王珊，等 . 单纯超声引导下经股静脉行动脉导管封堵术的应用

研究．中华医学杂志，2015，95（27）：2183-2185.

[3] El-Said HG，Bratincsak A，Foerster SR，et al. Safety of percutaneous patent ductus arteriosus closure：an unselected multicenter population experience. J Am Heart Assoc，2013，2（6）：e000424.

[4] Magee AG，Huggon IC，Seed PT，et al. Transcatheter coil occlusion of the arterial duct；results of the European Registry. Eur Heart J，2001，22（19）：1817-1821.

[5] Rao PS，Kim SH，Choi JY，et al. Follow-up results of transvenous occlusion of patent ductus arteriosus with the buttoned device. J Am Coll Cardiol，1999，33（3）：820-826.

第九章

单纯超声引导经股动脉介入封堵治疗膜周部室间隔缺损

膜周部室间隔缺损是最常见的室间隔缺损类型，约占全部室间隔缺损的 70% 左右。膜周部室间隔缺损的治疗方法包括经典的外科修补手术和较晚出现的经皮封堵术。经皮封堵治疗室间隔缺损首先由 Lock 等在 1988 年报道，但是在这项技术开展的早期，由于并发症较多，尤其是传导阻滞发生率较高，其推广应用受到较大限制。近年来，随着经导管技术的不断发展和封堵设备的不断改良，在多个关于经皮室间隔缺损封堵术的临床研究中，其并发症发生率较早期明显减少。近期的一项随机对照研究表明，在平均 2 年的随访中，经皮室间隔缺损封堵术和传统外科修补手术相比，具有相似的安全性和有效性，同时具备了创伤小、避免体外循环、术后恢复快、住院时间短、费用低等优势。但是目前经皮室间隔缺损封堵术需要在放射线引导下完成，无论术者还是患者都难以避免放射线的照射，另外术中造影使用的对比剂可能引起患者肾损伤或过敏反应，增加并发症的发生率。超声心动图作为一种无创性影像检查手段，具有实时显示瓣膜功能，测量血流流速、压差等优点，目前在房间隔缺损、动脉导管未闭等先天性心脏病的介入治疗中发挥着越来越重要的作用。我们在探索中发现超声心动图引导下进行经皮室间隔缺损也是安全可行的。

一、解剖特点

膜周部室间隔缺损是最常见的一种室间隔缺损，多由于左、右侧心球嵴或心内膜垫发育不良或未完全融合所致，小的膜周部室间隔缺损限于室间隔膜部，大的膜周部缺损可累及室上嵴、窦部。膜周部缺损后上缘与三尖瓣及主动脉右冠窦毗邻，房室束穿经右纤维三角，沿缺损下缘前行并分为左、右束支。当缺损靠后位于右心室流入道时，房室束紧邻缺损边缘。当缺损前移至右心室流出道时，房室束距离缺损边缘较远。三尖瓣腱索可横跨缺损，使缺损形成两个孔隙。三尖瓣隔瓣可覆盖大部分缺损，并与缺损周围组织粘连，参与形成室间隔膜部瘤缺损。因此，在行膜周部室间隔缺损封堵时，要注意封堵系统与主动脉瓣、传导组织、三尖瓣及其腱索的关系。避免导丝及输送鞘对缺损周围组织的压迫和刺激，选择合适的封堵器可预防和减少传导阻滞及瓣膜反流的发生。

二、病理生理

室间隔缺损的病理生理学与其分流量的大小及方向关系密切。患儿出生后肺血管阻力下降，左心室压力高于右心室，室间隔缺损的存在为血液左向右分流提供了通道，血液进入右心室，导致右心容量负荷增加，进一步进入肺循环的血量增加，可引起肺肌性动脉和小动脉的内膜及中膜增生，导致管腔狭窄，形成肺动脉高压。当肺循环阻力增大，接近或超过体循环阻力，右心室压力接近或高于左心室，血液通过室间隔缺损形成双向或右向左分流，形成艾森门格综合征，临床上出现发绀及右心衰竭症状。对于小的室间隔缺损，又称限制型室间隔缺损，直径小于 5mm 或小于主动脉开口直径的一半，上述过程进展较慢，一般不会在 1 ～ 2 岁发生。对于大的室间隔缺损即直径大于 10mm 或接近主动脉开口直径，上述过程最早可在出生后数月发生。

三、适应证和禁忌证

（一）适应证

（1）有血流动力学异常的单纯性膜周部 VSD，直径＞ 3mm，＜ 10mm。
（2）VSD 上缘距主动脉右冠瓣≥ 2mm，无主动脉右冠瓣脱入 VSD 及主动脉瓣反流。
（3）年龄≥ 2 岁，体重≥ 10kg。

（二）禁忌证

（1）感染性心内膜炎。
（2）严重肺动脉高压出现右向左分流。
（3）合并需要外科手术处理的其他心脏畸形。
（4）对位不良型室间隔缺损。
（5）巨大室间隔缺损，直径大于 10mm。
（6）主动脉骑跨于室间隔缺损上方。
（7）主动脉瓣脱垂，主动脉瓣轻度以上反流。

四、术前准备

1. 术前检查　血常规、生化全套、凝血功能、常规体格检查、心电图、胸片、经胸超声心动图；超声在四腔心、大动脉长轴等切面仔细观察室间隔缺损的数量、大小，是否形成膜部瘤，室间隔缺损与主动脉瓣的距离，主动脉瓣是否有脱垂，主动脉瓣、三尖瓣反流情况。

2. 术前备皮、备血，术前 8h 禁食、6h 禁水。

3. 签署知情同意书。

五、手术方法及注意事项

1. 患者在术前再次行超声心动图检查，确认室间隔缺损的位置并测量直径。患者取仰卧位，局部麻醉或基础麻醉，经胸超声心动图提供引导。在此项技术开展早期，为保证患者安全可同时消毒股动脉穿刺区及胸骨正中区域，为经胸小切口封堵或行外科手术做好准备，同时需要全麻、气管插管及颈静脉置管，以使用经食管超声引导，经食管超声图像比经胸超声图像清晰，便于引导操作。患者需接受肝素化（80U/kg），见图 9-1。

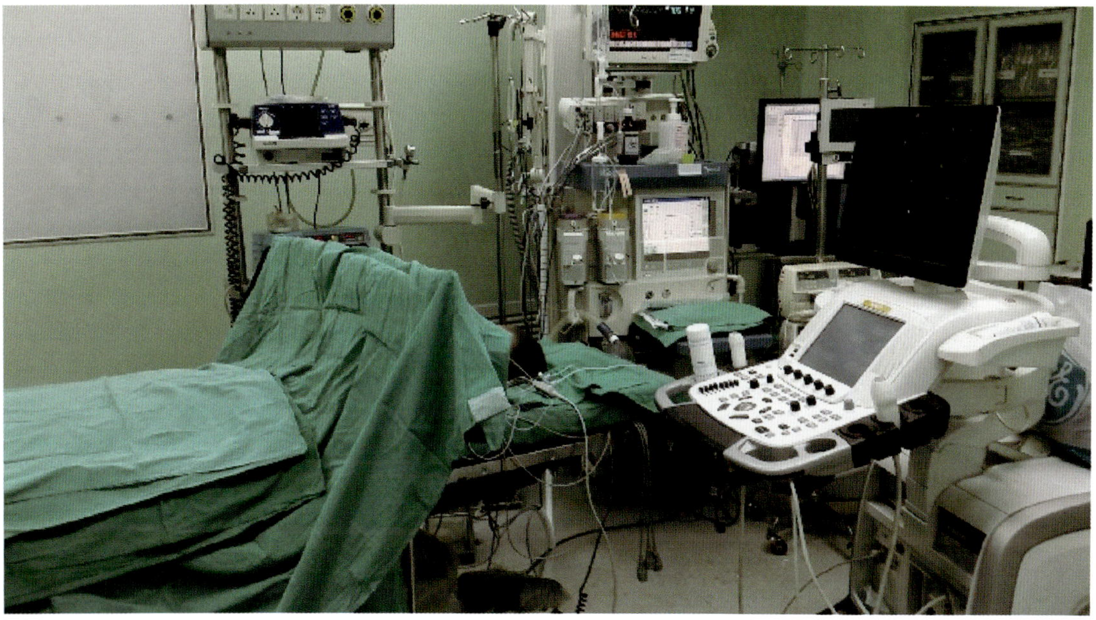

图 9-1 术中手术室布局图

2. 测量胸骨左缘第 2 肋间至右侧股动脉穿刺点的距离，作为工作距离。穿刺右侧股动脉，置入 5F 动脉鞘，根据超声主动脉长轴切面的室间隔缺损分流方向，部分修剪 5F 猪尾导管，使其头部呈 1/3 ～ 1/2 圆弧，见图 9-2。

3. 经动脉鞘送入 5F 猪尾导管及导丝。从股动脉穿刺处到降主动脉为超声引导的盲区，输送导管和导丝务必轻柔，切忌盲目输送导丝。可以将导丝伸出导管 2 ～ 3cm 后同时输送。

4. 当导管和导丝的输送距离达到工作距离时，超声心动图经胸骨上窝显示主动脉弓长轴切面，旋转导管可帮助发现导管的位置，将导丝及猪尾导管送达升主动脉，调整猪尾导管方向，使其开口朝向主动脉弓小弯侧，轻轻推送导丝，即可进入升主动脉。沿导丝推送导管进入升主动脉后，退出导丝，超声以胸骨旁切面显示升主动脉长轴，在超声引导下，旋转推送导管，引导导管通过主动脉瓣进入左心室，注意动作轻柔，切忌暴力以免损伤主动脉瓣。

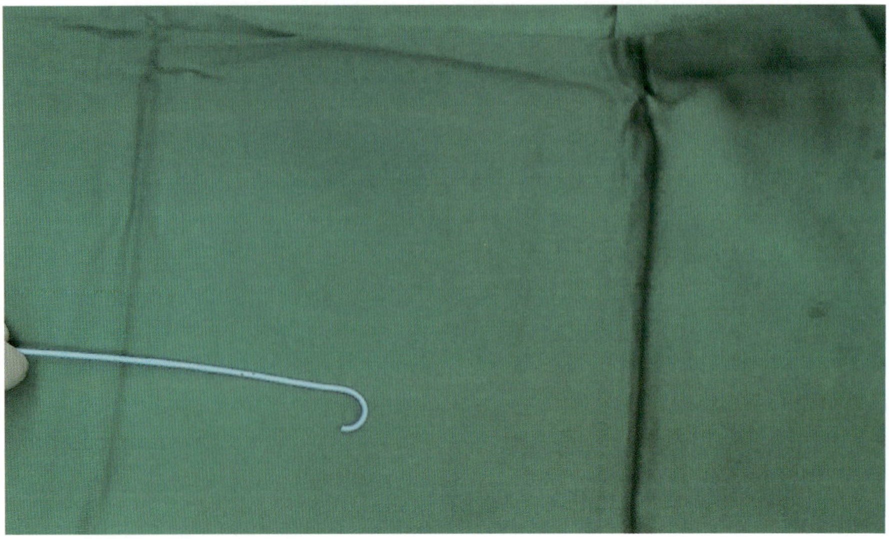

图 9-2 猪尾导管修剪后形态

5. 导管进入左心室后，调整猪尾导管方向，使其开口朝向缺损（见图 9-3），显示主动脉长轴切面或五腔心切面，轻轻推送将导丝经 VSD 进入右心室内，此过程为关键步骤，应注意结合推送导丝的阻力判断导丝是否顶住室间隔，并在超声引导下调整导丝方向，出现明显落空感时，受超声切面的限制，有时候并不能准确判断导丝是否通过室间隔缺损，应通过四腔心切面在右心室寻找导丝确定导丝是否通过缺损（见图 9-4）。

6. 根据术前超声测量的缺损直径，加 1 ～ 2mm 选择封堵器及相应的输送系统。

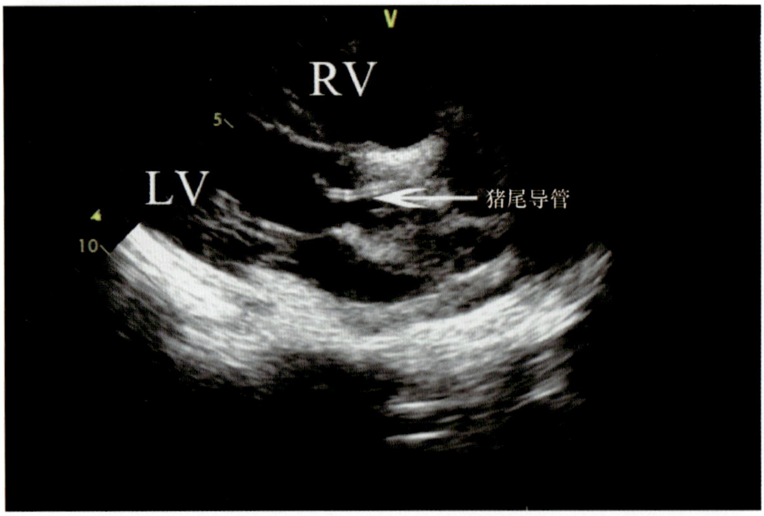

图 9-3 导管进入左心室后，调整猪尾导管方向，使其开口朝向缺损。RV：右心室；LV：左心室

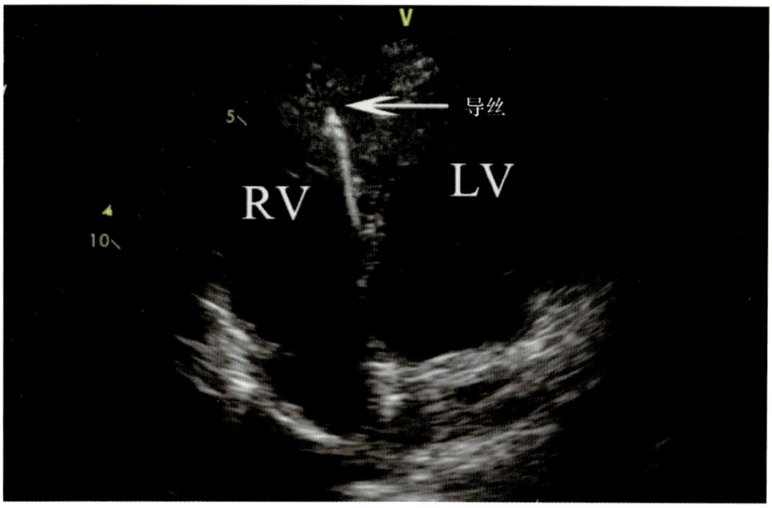

图 9-4 通过四腔心切面在右心室寻找导丝确定导丝是否通过缺损。RV：右心室；LV：左心室

7. 退出猪尾导管，并用工作距离法标记猪尾导管曾经插入体内的深度。沿导丝送入输送鞘，输送鞘送入深度比猪尾导管插入深度长 2 ～ 4cm，超声即可发现导管通过室间隔缺损进入右心室，退出输送鞘内芯及导丝，沿输送鞘送入封堵器。于右心室内释放封堵器伞盘，后撤输送系统，使伞盘紧贴缺损右心室开口（见图 9-5），若后撤途中遇到阻力，可能伞盘被三尖瓣腱索阻碍，此时应收回伞盘，将输送鞘稍回撤，使其头端刚刚通过缺损进入右心室，再次释放封堵器右侧伞盘。当封堵器右侧伞盘确认紧贴缺损右心室开口后，后撤输送鞘，释放封堵器左心室面。

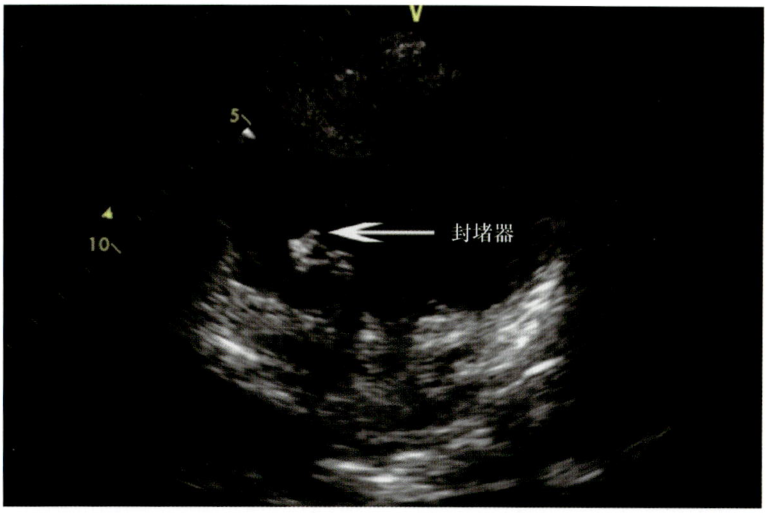

图 9-5 于右心室内释放封堵器伞盘，后撤输送系统，使伞盘紧贴缺损右心室开口。箭头指向封堵器右心室侧伞盘

8. 以超声心动图显示多个切面如主动脉长轴、四腔心切面评价封堵器形态以及是否远离主动脉瓣，以多普勒超声检查有无残余分流、三尖瓣是否有新发反流或既往反流加重。由于封堵器输送钢缆通过主动脉瓣连接封堵器，所以在封堵器释放前，主动脉瓣会出现反流，因此重点在于用二维超声观察主动脉瓣瓣叶根部是否受封堵器压迫，如果没有压迫，释放封堵器后，主动脉瓣反流即可消失。

9. 若封堵效果满意，逆时针旋转输送杆释放封堵器，撤出输送系统，超声再次评估封堵器形态、位置及主动脉瓣功能。如果情况良好，予以压迫止血，绷带包扎。

六、术后处理

1. 术后沙袋加压包扎 6h，卧床 24h，可适当镇静，保持患者安静。

2. 术后复查 ACT，ACT 小于 180s 后开始普通肝素（250U/kg）加入 24ml 生理盐水中，0.5 ～ 1ml/h 泵入持续至术后第一天晨 6 点。

3. 术后第一天口服阿司匹林 3 ～ 5mg/kg，持续 6 个月。

4. 术后 24h 内复查超声心动图、心电图、X 线胸片。

5. 术后常规予以抗生素抗感染。

6. 术后 1、3、6 个月复查超声心动图、心电图。

七、并发症及处理

（一）封堵器脱落栓塞和封堵器移位

封堵器脱落栓塞或移位罕有发生。封堵器可能脱落到左心室、主动脉、右心室、肺动脉，可使用圈套器经皮取出或行外科手术取出。术后早期可给予患者适当镇静类药物，术后半年内禁止剧烈活动。

（二）外周血管损伤

超声心动图引导经股动脉行室间隔缺损封堵术不需行股静脉穿刺，避免了股静脉穿刺的损伤。行股动脉穿刺时，应严格按照改良 Seldinger 穿刺法进行。从股动脉穿刺处送入导管及导丝到升主动脉这一过程是超声心动图监测盲区，务必动作轻柔，送入过程中若感到阻力增大，切勿盲目用力，应稍退回再次尝试。

（三）三尖瓣反流

超声心动图引导经股动脉行室间隔缺损封堵术不需要从股静脉送入圈套器建立股静脉-室间隔缺损-动脉轨道，避免了此过程中对三尖瓣及其腱索的潜在损伤。在释放封堵器右侧伞盘后，回撤覆盖伞盘的过程中若遇到阻力，可能是伞盘被三尖瓣腱索阻挡，此时应收回伞盘，回撤输送鞘管，使其头端刚通过室间隔缺损进入右心室时，再次释放封堵器右侧伞盘。对于术前存在三尖瓣反流的患者，释放封堵器后三尖瓣反流应无明显增加，否则应重新释放。

（四）主动脉瓣反流

预防主动脉瓣反流最重要的措施是术前患者的选择，缺损边缘距主动脉瓣的距离应大于 2mm。另外，在释放封堵器前，仔细评估封堵器左侧伞盘和主动脉瓣的位置关系尤为重要。

（五）传导阻滞

封堵器对膜周部缺损周围组织的压迫引起的周围组织的水肿、炎症反应，继而发生纤维化被认为是导致传导束功能障碍的主要原因。右束支传导阻滞是膜周部缺损封堵术后最常见的传导功能障碍，完全性房室传导阻滞是经皮室间隔缺损封堵术后最严重的并发症，文献报道发生率为 0% ～ 22%。发生封堵相关的传导阻滞的危险因素有：低体重和使用过大的封堵器，但并不确切。一般推荐使用比缺损直径大 1 ～ 2mm 的封堵器。回顾文献报道发现，使用改进的封堵器如增加封堵器腰高或使用导管封堵器或其他新型封堵器如 Nit-Occlud®Lê 室间隔缺损封堵器和 Amplatzer2 代膜部室间隔缺损封堵器发生传导阻滞的比率较低。此外，超声引导下经股动脉行室间隔缺损封堵术不需要建立股动脉-室间隔缺损-股静脉轨道，可减少对缺损周围组织的压迫和刺激，有利于减少术后传导阻滞的发生。

（六）残余分流

残余分流是室间隔缺损封堵术后最常见的并发症。据 Yang 等的系统评价，35 个研究共 4138 例接受经皮室间隔缺损封堵术的患者中，有 1134 例（25.5%）出现术后残余分流。术后微量残余分流有可能自行愈合。我们的经验是术中大于 2mm 的残余分流应改行经胸封堵术或行外科手术。

（七）空气栓塞

仔细操作导管和交换导丝，在封堵器到达输送鞘末端未释放出右侧伞盘时，用注射器回抽使输送鞘中充满血液可最大限度地减少空气栓塞的发生。

（八）溶血

溶血是心内置入术后常见的并发症，最早由 Sayed 报道发生在房间隔缺损置入特氟龙补片术后，已被报道发生在房间隔缺损、室间隔缺损、动脉导管未闭封堵术后。文献报道室间隔缺损封堵术后溶血发生率约为 0.7% ～ 15%，多发生在术后早期，尤其是存在残余分流的患者。大部分患者可通过使用糖皮质激素得到控制，否则应行外科手术取出封堵器，修补室间隔缺损。所有残余分流患者术后应常规检查血常规、尿常规及游离血红蛋白。

（九）心包积液

经皮封堵术后心包积液极少发生，可能由术中导管和导丝刺激、穿破心脏引起。因此，术中仔细、轻柔操作尤为重要。

八、小结

单纯超声引导的经股动脉室间隔缺损封堵术国内外鲜有报道。阜外医院最早报道2014年2月至2015年3月期间，入选42例膜周部室间隔缺损患者接受单纯超声引导的室间隔缺损封堵术。38例患者成功完成封堵。2例患者因导管未能沿导丝通过室间隔缺损，改为超声引导下经胸小切口封堵成功。2例患者因残余分流大于2mm，改为常规外科手术治疗成功。术后即刻微量残余分流4例，均在术后1个月复查时消失。3例患者术后新发右束支传导阻滞，2例患者出院前恢复正常。在术后6个月复查中，所有患者未出现心包积液、封堵器脱落、房室传导阻滞、溶血等并发症。

单纯超声引导下行经股动脉膜周部室间隔缺损封堵术具有良好的安全性和有效性，可以达到和放射线引导相似的疗效，并避免使用放射线和造影剂，而且无需建立股动脉-室间隔缺损-股静脉的轨道，在预防瓣膜损伤方面具有明显优势。该技术在开展早期难度较大，需要较长的学习曲线，实行该技术的团队应进行严格培训。制定严格的指征、掌握成熟的操作技术后，该技术具有广阔的发展和应用前景。

九、病例演示

病例1 男，5.6岁，17kg（视频9-1）

因“发现心脏杂音10个月”入院。哭闹后无口唇青紫，易感冒，发育偏差，体重较同龄儿明显减低，无咯血、晕厥病史。体格检查：胸骨左缘第3、4肋间闻及3级全收缩期粗糙杂音。胸片示两肺血增多；心电图示左心室高电压；超声心动图示膜周部室间隔缺损3.5mm，距主动脉瓣约3mm，三尖瓣微少量反流。行经胸超声心动图引导下经股动脉膜周部室间隔缺损封堵术，患儿取仰卧位，基础麻醉，行经胸超声引导，右侧股动脉穿刺后置入6F上肢动脉鞘，使用修剪后的5F猪尾导管引导导丝通过室间隔缺损，退出猪尾导管，送入5F输送鞘通过室间隔缺损，置入6mm室间隔缺损封堵器，封堵成功。术后无残余分流、传导阻滞、心包积液、溶血等并发症。

↑扫描收看视频9-1↑

病例2 男，32岁，89kg（视频9-2）

因“发现心脏杂音6年”入院。无口唇青紫，易感冒，活动后易乏力，无咯血、晕厥病史。体格检查：胸骨左缘第3、4肋间闻及3级全收缩期粗糙杂音。胸片示两肺血增多；心电图示不完全性右束支传导阻滞；超声心动图示膜周部室间隔缺损约5mm，距主动脉瓣约 4mm。行局麻下经胸超声心动图引导的经股动脉膜周部室间隔缺损封堵术，超声图像质量一般，需备全麻气管插管下食管超声引导。患者取仰卧位，接受基础麻醉，面罩吸氧，行经胸超声引导，右侧股动脉穿刺后置入 6F 上肢动脉鞘，使用修剪后的 5F 猪尾导管引导导丝通过室间隔缺损，退出猪尾导管，送入 5F 输送鞘通过室间隔缺损，置入 7mm 封堵器，封堵成功。术后无残余分流、传导阻滞、心包积液、溶血等并发症。

↑扫描收看视频 9-2 ↑

参考文献

[1] Tzikas A, Ibrahim R, Velasco-Sanchez D, et al. Transcatheter closure of perimembranous ventricular septal defect with the Amplatzer ((R)) membranous VSD occluder 2: initial world experience and one-year follow-up. Catheter Cardiovasc Interv, 2014, 83 (4): 571-580.

[2] 潘湘斌，逄坤静，欧阳文斌，等. 单纯超声引导下经皮室间隔缺损封堵术的应用研究. 中国循环杂志，2015，30（8）：774-776.

[3] Carminati M, Butera G, Chessa M, et al. Transcatheter closure of congenital ventricular septal defects: results of the European Registry. Eur Heart J, 2007, 28 (19): 2361-2368.

[4] Yang J, Yang L, Wan Y, et al. Transcatheter device closure of perimembranous ventricular septal defects: mid-term outcomes. Eur Heart J, 2010, 31 (18): 2238-2245.

[5] Butera G, Carminati M, Chessa M, et al. Transcatheter closure of perimembranous ventricular septal defects: early and long-term results. J Am Coll Cardiol, 2007, 50 (12): 1189-1195.

[6] Fu YC, Bass J, Amin Z, et al. Transcatheter closure of perimembranous ventricular septal defects using the new Amplatzer membranous VSD occluder: results of the U.S. phase I trial. J Am Coll Cardiol, 2006, 47 (2): 319-325.

第十章

单纯超声引导经颈静脉介入封堵治疗膜周部室间隔缺损

一、解剖特点（略）

二、病理生理（略）

三、适应证和禁忌证

（一）适应证

（1）体重≥ 5kg。

（2）有血流动力学异常的膜周部室间隔缺损，直径＞ 3mm，＜ 10mm。

（3）室间隔缺损上缘距主动脉右冠瓣≥ 2mm，无主动脉右冠瓣脱入缺损，无主动脉瓣反流。

（4）嵴内型室间隔缺损靠近主动脉瓣，如缺损距离肺动脉瓣 2mm 以上，且直径小于 5mm，大多数可成功封堵，但长期疗效需随访观察。

一般来说，典型的室间隔缺损都可以选择经颈静脉途径封堵，尤其对于体重较小的婴幼儿，颈静脉直径相对较大，比股静脉途径更有优势。此外，间隔后部的室间隔缺损应首选经颈静脉途径封堵，可减小输送鞘的弯曲度，避免通过室间隔缺损时受阻。

（二）禁忌证

（1）感染性心内膜炎，心内有赘生物，或存在其他感染性疾病。

（2）封堵器安置处有血栓存在。

（3）巨大室间隔缺损、缺损解剖位置不良，封堵器放置后可能影响主动脉瓣或房室瓣功能。

（4）严重肺动脉高压出现右向左分流。

（5）合并二度Ⅱ型或三度房室传导阻滞。

（6）合并出血性疾病和血小板减少。

（7）合并明显的肝肾功能异常。

（8）心功能不全，不能耐受操作。

（9）合并需要外科手术处理的心脏畸形。

四、术前准备

术前进行体检，完善经胸超声心动图、X线胸片、心电图、血常规、肝肾功能、电解质、凝血功能和传染病指标检查。

经胸超声心动图评价室间隔缺损的位置、大小、形态以及缺损边缘距主动脉瓣的距离，判断室间隔缺损与Koch三角顶点的关系，伴有膜部瘤者需要检测基底部缺损直径、出口数目及大小等（图10-1A）。经胸超声心动图必须观察的切面有心尖或胸骨旁五腔心切面、心底短轴切面和左心室长轴切面。心尖或胸骨旁五腔心切面观察室间隔缺损的大小以及缺损边缘距主动脉瓣的距离；心底短轴切面观察缺损的位置、大小和分流束的方向，以便操作时引导导丝的走向；左心室长轴切面观察缺损与主动脉瓣的关系以及是否合并主动脉瓣脱垂。三尖瓣与室间隔缺损的关系通常可选择主动脉短轴切面、心尖或胸骨旁五腔心切面等。

五、手术方法

1. 患者取仰卧位，全麻气管插管，插入经食管超声探头；部分成人患者可以局部麻醉，无需气管插管，采用经胸超声引导。需要强调的是，由于经颈静脉介入时，操作区域位于头侧，患者面部被无菌单覆盖，麻醉师难以观察并保障气道通畅，患者亦有强烈的恐惧感，所以绝大多数患者应该采用全麻气管插管的方式进行麻醉。

2. 消毒铺巾，穿刺右侧颈静脉，测量穿刺点到右侧第3肋间的距离，标记为工作距离，以便于计算输送系统进入体内的深度。

3. 建立输送轨道常规应用肝素80～100U/kg，于颈静脉内置入5F动脉鞘管，注意由于患者年龄、体重较小，而现有5F动脉鞘管的扩张器很长，故动脉鞘管的外鞘管插入血管后，应再继续插入时，逐渐退出扩张器，以免损伤心脏，动脉鞘管亦不可全部插入体内，以免鞘管损伤三尖瓣，动脉鞘管插入深度以3～5cm左右为宜，并以缝线将动脉鞘管固定于治疗巾上。根据室间隔缺损方向，部分修剪5F猪尾导管，使其头部呈1/2～3/4圆弧形。经动脉鞘管送入5F猪尾导管及导丝。将导丝及导管送入达到工作距离后，在超声心动图引导下，退出导丝，旋转导管，方便超声心动图在右心房内探测导管位置及方向（图10-1B），调整导管方向并推送导管通过三尖瓣进入右心室，再次调整导管方向，使其开口朝向室间隔缺损，在超声心动图引导下，轻轻推送导丝，于主动脉短轴切面显示导丝位置并调整方向，使导丝经室间隔缺损进入左心室内（图10-1C），退出猪尾导管。

部分患者经过反复调整导管方向后导丝仍难以通过室间隔缺损，可采用5F可调弯导管，该导管可以0～90°调整头部弯度，以直线型经颈静脉送入右心室，通过旋转操纵器，导管头部逐渐弯曲，达到适合的弧度，方便导丝通过室间隔缺损（图10-2）；但是可调弯导管直径较粗（外径比内径粗2个F）、费用较贵并有可能损伤三尖瓣腱索，可作为常规方法的有益补充。

导丝通过室间隔进入左心室后，退出导管，留置导丝，以送入输送鞘管。退出导管时，需注意测量导管曾经插入体内的深度，在插入输送鞘管时作为参考。部分小年龄患者因左心室较小，导丝进入左心部分较短，不能提供足够的支撑力，对于这类患者，可经股动脉送入圈套器，于升主动脉内张开圈套器，调整导丝方向，使其通过室间隔缺损后经主动脉瓣进入升主动脉，圈套器抓捕导丝后，建立经颈静脉-室间隔缺损-股动脉的轨道，沿导丝经颈静脉送入导管即可通过室间隔缺损进行封堵。

4. 封堵器的选择　根据术前超声心动图测量的室间隔缺损直径，加 1 ～ 3mm 选择封堵器及相应的输送系统。室间隔缺损远离主动脉瓣，首选对称型室间隔缺损封堵器，靠近主动脉瓣者，选择偏心型封堵器，多孔型缺损可选择左右两侧不对称的细腰型封堵器。

5. 置入封堵器在超声心动图监测下，沿导丝送入输送鞘，输送鞘通过室间隔缺损进入左心室后，退出输送鞘内芯及导丝，沿输送鞘送入封堵器。于左心室内释放封堵器左心室侧伞盘（图 10-1D），后撤输送系统，使伞盘紧贴室间隔缺损左心室侧开口，后撤输送鞘，释放封堵器右心室面。如果使用偏心封堵器，在释放左心室面后，应显示主动脉长轴切面，旋转导管及输送杆，使封堵器标记点远离主动脉瓣。

6. 超声心动图评估残余分流、封堵器是否远离主动脉瓣、主动脉瓣是否存在反流。反复进行推拉试验，如果封堵器无移位，无残余分流，无瓣膜反流，心律正常，即可逆

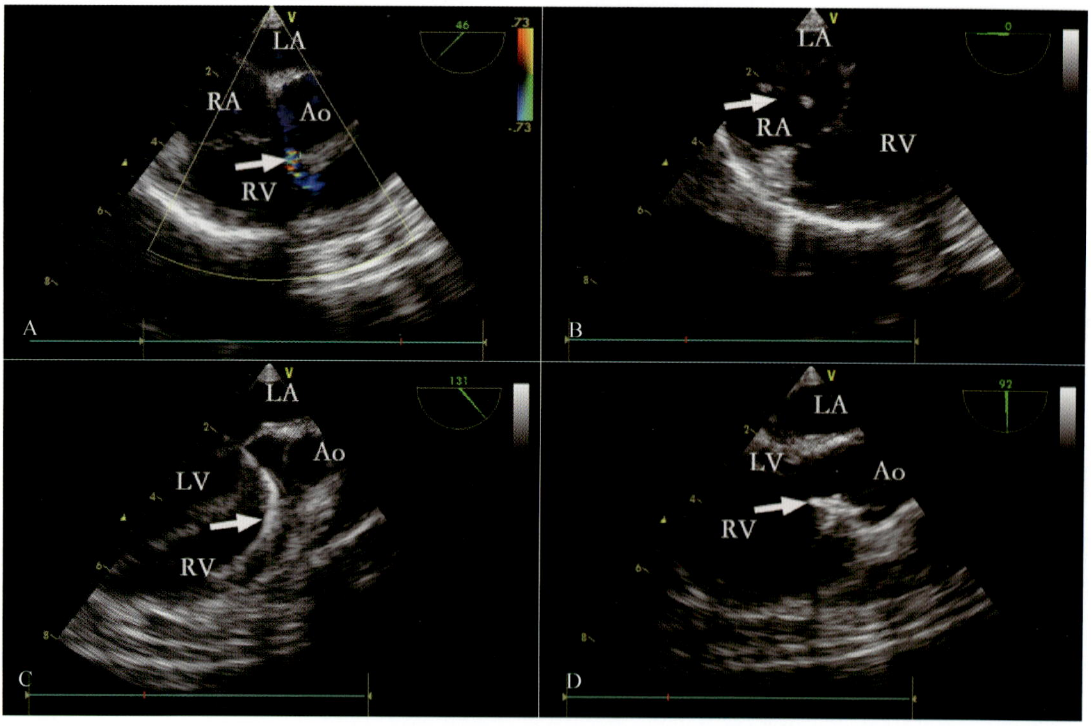

图 10-1　经颈静脉室间隔缺损封堵的术中超声心动图影像。**A.** 术前超声测量室间隔缺损大小及位置；**B.** 导管进入右心房；**C.** 导丝通过室间隔缺损进入左心室；**D.** 释放封堵器左心室侧。Ao：升主动脉，LA：左心房，LV：左心室，RA：右心房，RV：右心室

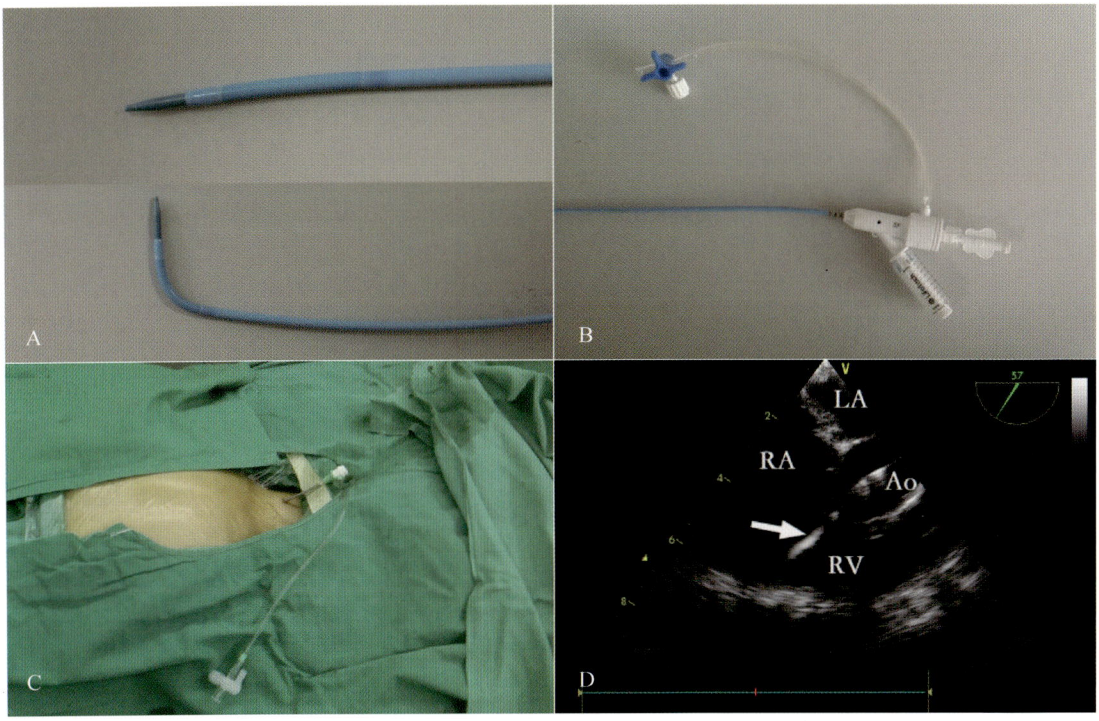

图 10-2 可调弯导管实物图像及术中图像。**A.** 可调弯导管头端呈笔直及 90°状态；**B.** 可调弯导管尾端；**C.** 右侧颈静脉置入操作鞘管；**D.** 可调弯导管辅助导丝通过室间隔缺损（箭头所示为可调弯导管）。Ao：升主动脉，LA：左心房，LV：左心室，RA：右心房，RV：右心室

时针旋转输送杆，释放封堵器。

7. 撤出输送系统，压迫止血，绷带包扎。

六、术后处理

1. 术后心电监护，24h 内复查经胸超声心动图、X 线胸片、心电图。

2. 术后 24h 肝素化（250U/kg ＋生理盐水 24ml 以 0.5 ～ 1ml/h 的速度持续静脉泵入），静脉应用抗生素 2 天预防感染。

3. 口服阿司匹林，小儿 3 ～ 5mg/（kg · d），成人 100 ～ 200mg/d，共 6 个月。

4. 术后 6 个月内避免剧烈运动，术后 1、3、6、12 个月复查经胸超声心动图、心电图，必要时加做 X 线胸片检查。

七、特殊情况的处理

（一）封堵器移位或脱落

与封堵器选择偏小、操作不当有关。封堵器可能脱落到左心室、主动脉、右心室或者肺动脉。如果出现封堵器脱落或移位，可试用圈套器将封堵器回收，长鞘管应尽量贴

近封堵器，以尽可能减小对重要的心脏结构产生任何损伤。如果不能将封堵器拉出体外，应立即在体外循环下取出封堵器，并修补室间隔缺损。若封堵器脱落后引起血流动力学改变，应在最短时间内在体外循环下取出封堵器，该操作可以在手术室完成，不需长途转运，赢得了宝贵的抢救时间。

（二）心律失常

术中可有室性早搏、室性心动过速、束支传导阻滞及房室传导阻滞，多在改变导丝和输送鞘位置和方向后消失，不需要特殊处理；加速性室性自主心律多见于嵴内型室间隔缺损，或膜周部室间隔缺损向肌部延伸的患者，与封堵器刺激心室肌有关。如果心室率在 100 次 / 分以内，一般不需要药物治疗；心室颤动较少见，可见于导管或导丝刺激心室肌时，术前应避免发生低血钾，一旦发生心室颤动应立即行电复律；三度房室传导阻滞和交界性逸搏心律，与封堵器的大小、室间隔缺损部位和术中操作损伤有关，交界性逸搏心律可见于合并三度房室传导阻滞时，若心率在 55 次 / 分以上，心电图 QRS 波时限在 0.12s 以内，可静注地塞米松［儿童 0.2mg/（kg · d），成人 10mg/d］共 3 ～ 7 天，严密观察，心室率过慢或者出现阿–斯综合征时，需安装临时心脏起搏器，观察 3 周仍未见恢复者，需安装永久起搏器。三度房室传导阻滞多发生于术后早期，近年来也有在晚期发生者，因此，术后应长期随访观察。

（三）腱索断裂

建立输送轨道时由于导引钢丝经腱索内通过，强行通过鞘管可引起腱索断裂，多为输送鞘管放置在左心室内，鞘管从腱索间通过，此时送出或者牵拉封堵器，可引起二尖瓣的腱索断裂。如果使用可调弯导管，由于该导管调弯后硬度远远大于猪尾导管，所以其进入右心室后应该小心旋转，否则一旦缠绕三尖瓣腱索，极易出现腱索损伤。因此操作时注意动作缓慢轻柔，尤其在婴幼儿患者中更应注意。一旦出现腱索断裂，立即在体外循环下修补腱索及室间隔缺损。

（四）三尖瓣关闭不全

与缺损部位、操作方式以及封堵器大小有关。缺损距离三尖瓣较近者，置入封堵器后可引起明显的三尖瓣关闭不全。释放封堵器时，应在将鞘管远端推送接近封堵器时再旋转推送杆，防止与腱索缠绕。封堵器边缘过长，特别是选择封堵器过大，封堵器腰部因缺损口小而伸展受限，使边缘相对较长，或封堵器盘片形成球形外观，释放后占据较大空间，影响三尖瓣关闭。术中如果发现明显的三尖瓣关闭不全，应放弃封堵治疗。

（五）主动脉瓣关闭不全

与封堵器和操作有关。如对位不良型室间隔缺损，选择封堵器的边缘大于室间隔缺损至主动脉瓣的距离，封堵器的边缘直接接触主动脉瓣膜，影响主动脉瓣的关闭。封堵器左心室的盘面直径大于主动脉瓣下流出道直径的50%，封堵器放置后可引起流出道变形，导致主动脉瓣关闭不全。一旦出现主动脉瓣反流，无论程度如何，应立即于体外循环下取出封堵器，行室间隔缺损修补。

（六）残余分流

经过封堵器的分流在短时间内随着封堵器中聚酯膜上网孔被血液成分填塞后分流消失。明显的残余分流多见于多孔型室间隔缺损封堵治疗的患者，封堵器未能完全覆盖入口和出口，如为多孔型室间隔缺损应保证封堵器的左心室面完全覆盖入口，否则放弃封堵治疗。一般分流束小于2mm或速度低于3m/s时可不予特殊处理，短期内分流可自行消失，若术后半年分流束仍大于2mm或速度大于3m/s，需取出封堵器，修补室间隔缺损。

（七）溶血

与存在残余分流有关，高速血流通过封堵器可引起溶血；表现为酱油色尿、寒战、贫血和肾功能不全等，应严密观察，对轻度溶血者，停用阿司匹林，静滴止血药，口服或静滴碳酸氢钠。如果血红蛋白＜70g/L，应在体外循环下取出封堵器。

（八）空气栓塞

细心操作导管和导丝，能最大限度减少空气栓塞的发生。

（九）急性心肌梗死

国内曾有术后发生急性广泛前壁心肌梗死的病例报道，可能与术中抗凝不够导致导管内或封堵器表面形成的血栓脱落至冠状动脉内引起。此种并发症极少见，一旦发生处理困难。术中应常规抗凝，一般按80～100U/kg给予肝素，或根据ACT监测结果指导应用肝素剂量。术后密切观察，如出现腹痛或胸痛症状，应及时检查心电图。如果早期发现，可行溶栓治疗。

（十）心脏及血管穿孔

多为送入输送鞘时动作粗暴所致，因此操作一定要轻柔，封堵结束后要仔细探查心包腔内积血情况，如有穿孔破裂，立即于体外循环下修补。

八、病例演示

病例 男，6岁，体重16.5kg（视频10-1）

因“发现心脏杂音4年余”入院，平素易患感冒，生长发育略差，胸骨左缘第3～4肋间可闻及3级收缩期杂音，超声心动图提示：膜周部室间隔缺损，破口4.4mm，缺损边缘距离主动脉瓣约3mm；心电图示窦性心律，左心室高电压；胸片提示两肺血增多。于全麻下行经颈静脉室间隔缺损封堵术，穿刺右侧颈静脉，置入 6F 动脉鞘，通过动脉鞘置入导丝及导管，导丝通过 VSD 后置入 5F 输送鞘，通过输送鞘置入 7mm VSD 封堵器，手术顺利，术后 24h 注射低分子肝素抗凝，口服阿司匹林 50mg/d 六个月，静脉应用抗生素 2 天，复查超声心动图、心电图、胸片未见异常，术后第 3 天出院。

↑扫描收看视频 10-1 ↑

参考文献

[1] Lee SM，Song JY，Choi JY，et al. Transcatheter closure of perimembranous ventricular septal defect using amplatzer ductal occluder. Catheter Cardiovasc Interv，2013，82（7）：1141-1146.

[2] 潘湘斌，欧阳文斌，王首正，等.单纯超声引导下经颈静脉室间隔缺损封堵术的探索研究.中国循环杂志，2015，30（12）：1204-1207.

[3] Zhou T，Shen XQ，Zhou SH，et al. Percutaneous closure of ventricular septal defect associated with anomalous inferior vein cava drainage via transjugular approach. Chin Med J（Engl），2005，118（7）：615-616.

[4] Yang L，Tai BC，Khin LW，et al. A systematic review on the efficacy and safety of transcatheter device closure of ventricular septal defects（VSD）. J Interv Cardiol，2014，27（3）：260-272.

第十一章 超声引导经皮介入治疗术后管理

超声引导经皮介入治疗围术期的精细化治疗对于及早发现手术相关并发症及促进患者早日恢复至关重要，术后治疗重点包括心肺功能维护、抗凝治疗等方面，应及时发现并处理术后并发症，同时长期随访以客观评价治疗效果。

一、术后治疗重点

超声引导经皮介入治疗术后的治疗原则包括早期拔管、维护心肺功能，强调系统性规范化的管理治疗。

（一）保护封堵器

目的为避免封堵器移位或脱落等并发症。

（1）护理要点：患者术后早期应严格制动，四肢束缚，避免翻身、拍背等操作。

（2）处理对策：初醒时如不自主运动较为剧烈，则酌情给予小剂量少次镇静药物，同时监测心率、血压、静脉压等循环指标，避免循环状况剧烈波动。

（二）抗凝治疗

目的为避免与金属封堵器相关的血栓形成。

（1）抗凝方案：超声引导经皮介入治疗术后可以监测 ACT，当 ACT ＜ 180s，且循环稳定，则予低分子肝素 100U/kg，每 12h 共计两次皮下注射，或者予普通肝素注射液持续输注，剂量：2mg/kg，24h，配法：配到 24ml 生理盐水中，输液速度：0.5 ～ 1ml/h，输注时间维持至术后次日凌晨 6 点。第 2 次低分子肝素应用后 2h 或者普通肝素持续泵入停止后 2h，予阿司匹林口服，剂量为：3 ～ 5mg/（kg · d），治疗 6 个月。

（2）监测指标：术后 ACT 宜维护至 200s 以上，若 ACT ＞ 300s 可小剂量予鱼精蛋白中和，同时延迟肝素应用时机。

（三）心功能维护

尽管是介入治疗，封堵器放置的操作对心脏仍有一定程度的损伤。

（1）血管活性药物应用：封堵器放置不顺利、心内操作时间长、术前肺动脉高压明显或缺损较大的患者术后早期需短时间予小剂量多巴胺［2 ～ 5μg/（kg · min）］、米力农维护心功能、支持循环、改善肺顺应性，患者拔除气管插管后可正常进食后则积极撤消血管活性药物的应用。

（2）其他药物应用：可应用激素减轻心肌水肿，应用磷酸肌酸钠保护心肌治疗。

（四）呼吸道管理

目前超声引导经皮介入治疗术大部分患者均无气管插管，若采用经食管超声引导，提倡术中早拔管策略，对于部分体重小、年龄小或者呼吸道发育障碍的患者术后应加强呼吸道管理。

（1）防治呼吸道感染：术后监测体温，监测血常规、炎性指标、胸片等，常规予抗生素预防感染应用 48h，以防治呼吸道感染发生，术后患者出现呛咳反射、神志转清时则积极经气管插管吸肺深部痰液，吸痰时避免气道痉挛，根据患者唇色改变及 SPO_2 改变调整吸痰时间，如果痰液偏黄、量较多等可酌情增加吸痰次数，积极留取痰培养，以指导抗生素应用。

（2）拔管时机选择：超声引导经皮介入治疗术后患者拔管时机宜早，通常于术后 3 ～ 5h 拔管，充分吸痰、神志转清、循环稳定、血气结果满意、内环境稳定则可早期拔管，以避免呼吸机相关性肺炎。要点在于拔管过程中避免患者剧烈躁动，影响封堵器的稳定性。

（五）容量管理

患者术前禁食，术后早期出血循环波动者，首先考虑容量亏欠，积极补充晶体及胶体，维持血管容量负荷，超声引导经皮介入治疗术后左向右分流减少，体循环负担增加，可能出现短暂性高血压，可适当应用利尿药物保持出入量负平衡。

二、术后并发症及处理

超声引导经皮介入治疗术后主要并发症包括封堵器移位或脱落、栓塞发生等，次要并发症主要为心律失常，严重者可能发生房室传导阻滞，其他并发症包括残余分流、溶血、心包积液、心脏压塞、心脏破裂、影响瓣膜运动、流出道梗阻。强调早期识别并发症的发生、及时处理，必要时行外科干预。

（一）早期识别

1. 心律失常是超声引导经皮介入治疗术后最常见的并发症，且多见于膜周部室间隔缺损介入治疗后，与心肌水肿及传导束一过性因操作刺激受损相关。频繁发作的房性或室性早搏可能是封堵器脱落后刺激心脏的表现，应该予以高度重视。

2. 封堵器选择型号或者操作不当可能造成术后残余分流、瓣膜反流、流出道梗阻，充分了解手术过程，与外科医生充分沟通术中情况，术后及时复查超声心动图可早期发现相关并发症。

3. 对房室间隔缺损较大、主动脉瓣下室间隔缺损等患者，术后早期封堵器牢固性尚不确切，容易发生封堵器脱落，导致心脏压塞、心脏破裂等，临床上当出现循环严重波动、心音改变、心电图动态改变、血尿严重、血红蛋白数值变化等，应早期警惕此类恶性事件发生可能，确诊方法为超声心动图。

4. 术后抗凝不足可能造成封堵器相关血栓形成，应及时复查凝血功能及超声心动图以明确诊断。

5. 强调术后听诊的作用，尤其要与术后早期听诊心音相对比，一旦发现明显杂音或杂音改变，应复查超声，以及早发现封堵器移位、脱落等并发症，为后续治疗赢得宝贵的时间。

（二）及时处理及外科干预

1. 超声引导经皮介入治疗术后出现心律不齐、房室传导阻滞者，应早用激素、心肌保护药物，多为一过性，治疗后可好转，如心动过缓或房室传导阻滞持续存在，则需安装起搏器。

2. 置入的封堵器影响瓣膜运动，仍有残余分流，导致右心室流出道受阻，术者应结合超声心动图情况尽早决定是否转为体外循环手术取出封堵器，行传统的修补手术。

3. 当循环波动剧烈，超声提示封堵器脱落、心脏压塞、心脏破裂等严重并发症，需积极行开胸取出封堵器，心脏压塞、心包破裂需开胸及时清除心包积液、修补心脏。

4. 出现心脏血栓时可加强抗凝治疗强度、时间，结合超声心动图表现判断治疗效果，必要时开胸清除血栓。

三、术后随访

为评价超声引导下经皮介入治疗术后中、远期疗效，推荐患者术后 1 个月、3 个月、6 个月、12 个月及每年门诊随访，行超声心动图、心电图等评价术后转归。

四、总结

超声引导经皮介入治疗围术期的手术策略精确抉择、术后临床精细化治疗，特别是及时处理手术相关并发症应有机结合，以实现围术期治疗该类患者的无缝衔接及多科室良性合作。